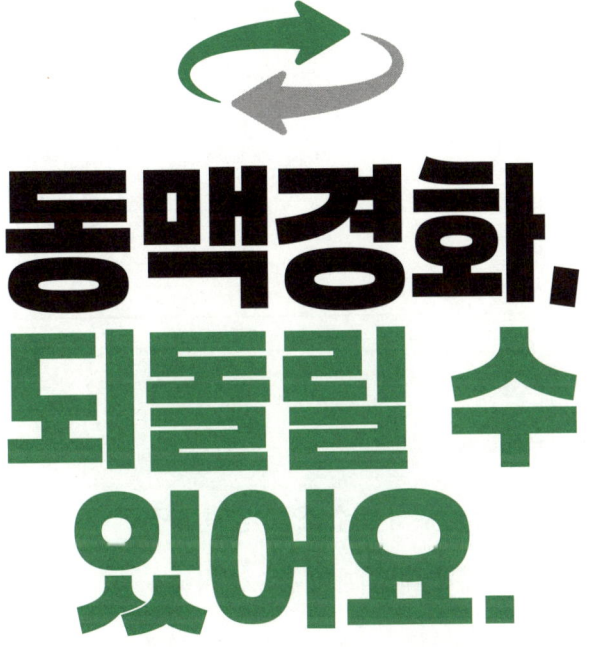

동맥경화, 되돌릴 수 있어요.

패러다임의 전환

저자 : 김성국, 이경실, 김수연, 최승녕

KS Health Link 연구소

차 례

서문	4
핵심보기	7
1부 건강한 장수의 필수 조건, 혈관 건강	33
1장 장수 시대, 혈관이 중요한 이유	34
2장 혈관 건강의 숨은 주역: 내피세포	48
3장 내 혈관 상태 확인하는 방법	63
2부 내 혈관을 힘들게 하는 만성질환과 습관들	77
4장 동맥경화의 5가지 주범	78
5장 내피세포를 망치는 생활습관	99

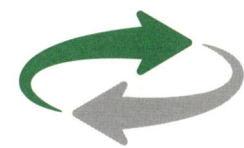

3부 동맥경화 되돌리기   119
    6장 혈중 나쁜 지질 줄이기   120
    7장 스트레스 관리로 내피세포 염증 줄이기   132
    8장 내피세포의 회복 촉진   150
    9장 내피세포 회복을 위한 EECP   163

4부 동맥경화 되돌리는 음식   183
    10장 혈관에 도움이 되는 올바른 식습관이란?   184
    11장 항염증 및 항산화 식품의 힘   192
    12장 혈당 조절을 위한 탄수화물 관리   209

5부 동맥경화를 되돌린 사람들 이야기   215
    참고 문헌   228

서문

우리는 그 어느 때보다 장수의 시대에 살고 있습니다. 의학의 발달과 생활 수준의 향상으로 평균 수명이 크게 늘어났고, 100세 시대라는 말도 더 이상 낯설지 않습니다. 하지만 중요한 질문이 하나 남아 있습니다. 단순히 오래 사는 것만으로 만족할 수 있을까요? 사실 우리가 진정으로 원하는 것은 건강하게 오래 사는 삶이 아닐까요?

많은 사람들은 건강한 장수를 꿈꾸며, 그 비밀을 찾기 위해 다양한 방법을 시도합니다. 식습관 개선, 운동, 각종 건강 보조제 등 나름의 노력을 기울이지만, 이러한 노력들이 실제로 얼마나 효과가 있는지, 우리의 건강을 얼마나 지켜줄 수 있는지에 대한 확신은 없습니다. 그렇다면, 우리가 간과하고 있는 중요한 부분은 무엇일까요?

그 답은 우리 몸을 구성하는 중요한 요소 중 하나인 혈관에 있습니다. 혈관은 우리의 생명선과도 같은 역할을 합니다. 혈관이 건강해야 심장, 뇌, 신장 등 우리 몸의 모든 기관이 제 기능을 다 할 수 있습니다. 그러나 현대인의 생활습관은 우리의 혈관을 서서히 망가뜨리고 있습니다. 가공식품을 비롯한 건강하지 않은 식습관, 운동 부족, 스트레스, 그리고 흡연과 같은 나쁜 습관들은 혈관을 병들게 합니다. 또 이는 고혈압, 당뇨병, 심장병, 뇌졸중과 같은 치명적인 질환으로 이어질 수 있습니다.

안타까운 것은 이러한 문제들이 매우 서서히, 그리고 조용히 진행된다는 것입니다. 우리가 느끼지 못하는 사이에 혈관은 점점 더 딱딱해지고, 좁아지며, 결국 우리의 건강을 위협하게 됩니다. 바로 이 점이 동맥경화를 '침묵의 살인자'로 부르는 이유입니다. 증상이 나타났을 때는 이미 상황이 많이 진행된 후일 가능성이 큽니다.

그래서 우리는 혈관 건강에 대해 다시 한번 진지하게 생각해 볼 필요가 있습니다. 혈관 건강이 곧 장수의 열쇠라는 점을 인식하고, 이를 지키기 위해 어떤 노력이 필요한지 고민해야 합니다. 이 책이 그 여정을 함께 할 것입니다. 우리 몸의 생명선인 혈관을 어떻게 보호하고, 건강하게 유지할 수 있는지에 대한 과학적 근거와 실질적인 조언들을 통해 건강한 장수를 위한 길을 제시하고자 합니다.

우리가 어떻게 우리의 혈관을 돌보느냐에 따라 앞으로의 삶이 달라질 수 있습니다. 단순히 오래 사는 것이 아닌, 더 오래, 더 건강하게 사는 삶. 그 첫걸음을 이 책과 함께 시작해보시길 바랍니다.

핵심보기

환자들에게 당부하는 핵심 이야기들

장수 시대에 건강한 혈관이 왜 중요한가?

지금 우리는 어쩔 수 없이 장수를 누릴 수밖에 없는 시대에 살고 있습니다. 그러나 단순히 오래 사는 것이 아니라, 어떻게 하면 건강하게 나이 들 수 있는지가 중요한 관건입니다. 혈관 건강은 장수와 직결된 요소로, 건강한 장수를 위해서는 혈관이 깨끗하고 탄력적이어야 합니다.

혈관은 우리 몸 구석구석에 산소와 영양분을 공급하고, 노폐물을 제거하는 통로입니다. 어린 시절에는 혈관이 깨끗하고 탄력이 있지만, 나이가 들면서부터 혈관에 문제가 생기기 시작합니다. 혈관이 손상되고 경직되면 산소와 영양분 공급이 원활하지 않게 되어 몸 전체의 기능이 떨어집니다. 그 결과, 심근경색, 뇌경색, 말초혈관질환, 만성콩팥병, 치매 등 다양한 질환이 발생하며, 이는 삶의 질을 저하시킬 뿐만 아니라 사망률을 높입니다.

동맥경화는 혈관 건강에 있어 가장 큰 위협입니다. 동맥경화가 진행되면 혈류가 원활하지 않게 되고, 이는 심장과 뇌를 포함한 중요한 장기에 산소와 영양분을 공급하는 데 문제를 일으킵니다. 특히 동맥경화로 인해 발생하는 뇌졸중과 심근경색은 갑작스럽고 치명적인 결과를 초래할 수 있습니다. 이러한 혈관 질환은 신체의 노화를 촉진시키고, 건강한 장수를 방해합니다.

또한, 혈관 건강은 단순히 동맥경화와 같은 질환의 예방에만 중요한 것이 아닙니다. 건강한 혈관은 전체적인 신체 기능을 유지하는 데 필수적입니다. 혈관은 산소와 영양물질의 교환뿐만 아니라 면역체계, 호르몬 조절, 대사 기능, 체온 조절 등 다양한 신체 기능에 관여합니다. 혈관이 깨끗하고 건강하면 면역 기능도 강화되어 감염과 염증으로부터 몸을 보호할 수 있고, 뇌와 신경계의 기능이 최적화되어 인지능력의 유지와 치매 예방에도 도움이 됩니다.

장수 시대를 살아가면서 우리가 건강한 혈관을 유지하기 위해 해야 할 일은 무엇일까요? 우선 가장 중요한 것은 꾸준한 운동입니다. 운동은 혈류를 증가시켜 혈관을 유지·보수하는 역할을 합니다. 규칙적인 유산소 운동은 혈관을 깨끗하게 유지하고, 동맥경화의 진행을 늦추며, 이미 손상된 혈관을 회복시킬 수 있는 힘을 제공합니다. 또한, 올바른 식습관, 금연, 적절한 체중 관리와 스트레스 조절이 혈관 건강을 지키는 데 도움이 됩니다.

결국, 혈관이 건강하지 않고서는 진정한 건강을 누릴 수 없습니다. 우리가 장수 시대를 건강하게 살기 위해서는, 혈관이 깨끗하고 탄력적이어야 합니다. 그렇게 하기 위해서는 본인의 노력과 함께 의학적인 도움도 필요합니다. 특히, 혈관 건강을 관리하고 동맥경화의 위험을 사전에 파악하기 위해 정기적인 경동맥 초음파 검사를 받아보는 것이 좋습니다. 이처럼 건강한 혈관을 유지하는 것은 삶의 질을 높이고, 건강한 장수를 누리기 위한 필수적인 조건입니다.

동맥경화와 죽상경화란 무엇이며, 어떻게 발생하는가?

동맥경화는 우리가 흔히 '혈관이 딱딱해진다'라고 표현하는 것으로, 동맥의 벽이 두꺼워지고 탄력을 잃으며 딱딱해지는 현상을 의미합니다. 이러한 동맥경화는 심근경색이나 뇌졸중과 같은 심각한 질환을 유발할 수 있습니다. 동맥경화의 한 형태인 죽상경화(atherosclerosis)는 동맥경화 중에서도 특히 중요한 부분을 차지합니다. 죽상경화는 동맥의 내막 아래에 산화된 LDL 콜레스테롤과 염증 세포가 쌓여 플라크를 형성하는 과정을 일컫습니다.

죽상경화는 동맥의 내벽에 미세한 손상이 발생하면서 시작됩니다. 손상된 내벽을 통해 산화된 LDL-콜레스테롤이 침투하고, 이에 따라 우리 몸의 면역체계가 염증 세포를 동원해 이를 처리하려고 시도합니다. 이 과정에서 콜레스테롤과 염증 세포가 쌓여 두꺼운 플라크가 형성됩니다. 이러한 플라크는 시간이 지날수록 점점 커지며 동맥 내부를 좁아지게 만들어 혈액의 흐름을 방해하게 됩니다. 특히, 이 플라크가 부풀어 올라 혈관을 막거나 불안정해져 혈류 속으로 터져 나오면 혈전이 발생하게 되는데,

이 혈전이 심장이나 뇌의 혈관을 막으면 심근경색이나 뇌졸중과 같은 치명적인 결과를 초래할 수 있습니다.

죽상경화는 단순히 콜레스테롤만이 문제는 아닙니다. 동맥 내벽에 쌓인 산화된 LDL-콜레스테롤과 함께 염증 반응이 일어나는 것이 죽상경화의 핵심입니다. 동맥의 내벽을 이루는 내피세포가 손상될 때 죽상경화가 시작되는데, 이러한 손상은 고혈압, 흡연, 당뇨병, 고지혈증, 비만, 스트레스 등의 여러 요인에 의해 발생합니다. 이때 혈관 내벽은 미세한 상처가 나게 되고, 그 틈을 통해 콜레스테롤이 침투하며 염증 반응을 유발합니다.

동맥경화와 죽상경화는 이렇게 혈관에 산화된 콜레스테롤과 염증 세포가 축적되는 과정이 반복되어 발생하는 만성 염증성 질환입니다. 죽상경화는 혈관의 내벽 아래에 지방, 콜레스테롤, 염증 세포 등이 쌓여 형성되는 플라크가 주된 문제입니다. 시간이 지남에 따라 이러한 플라크가 딱딱해지면서 혈관의 탄성을 잃게 만들고, 혈류의 흐름을 방해하며 혈압을 상승시킵니다. 또한, 만성적인 혈류 장애로 인해 말초동맥질환, 만성 심부전, 치매 등의 다양한 질환을 유발할 수 있습니다.

결국 동맥경화와 죽상경화는 혈관의 내벽에 산화된 LDL-콜레스테롤과 염증 세포가 쌓여 플라크를 형성하는 것으로 시작됩니다. 그 결과 혈관이 딱딱해지고 혈류 장애를 일으키며, 이는 심각한 합병증을 유발할 수 있습니다. 그렇기 때문에 이러한 현상을 막고 혈관을 건강하게 유지하는 것이 중요합니다.

동맥경화를 촉진하는 위험 요인들

동맥경화를 촉진하는 위험 요인은 다양합니다. 이 요인들은 모두 혈관을 상하게 하고, 내피세포의 기능을 떨어뜨려 죽상경화반이 형성되는 과정을 가속화시킵니다. 이러한 위험 요인에는 고혈압, 당뇨병, 고지혈증, 담배, 운동 부족, 스트레스 등이 있습니다. 또한, 가족력이나 나이, 비만 등도 중요한 위험 요인에 해당됩니다.

먼저, 고혈압은 혈관에 지속적으로 높은 압력을 가해 혈관 내벽에 미세한 손상을 일으킵니다. 내피세포가 손상되면 그 틈을 통해 산화된 LDL-콜레스테롤이 쉽게 침투하여 플라크를 형성하게 됩니다. 혈관이 상한다는 것은 바로 동맥경화가 진행된다는 것을 의미합니다.

다음으로, 당뇨병은 혈관 속에 다니는 피가 설탕물처럼 끈적하게 만들어 혈관에 영향을 줍니다. 혈액 내 고혈당 상태는 혈관을 손상시키고 내피세포의 기능을 저하시켜 동맥경화가 일어날 수 있는 환경을 조성합니다. 특히 당뇨병이 있는 경우에는 혈관에 대한 손상이 급격히 진행되어 심근경색, 뇌경색, 말초혈관질환 등 심각한 합병증을 일으킬 위험이 높아집니다.

고지혈증은 동맥경화를 촉진하는 데 중요한 역할을 합니다. 혈중 LDL-콜레스테롤 수치가 높아지면, 산화된 LDL-콜레스테롤이 혈관 내막에 쌓여 죽상경화반을 형성하게 됩니다. 이러한 콜레스테롤이 축적되면서 혈관이 점차 딱딱해지고 좁아지게 되어 동맥경화가 진행됩니다. 결국, 고혈압, 당뇨병, 고지혈증을 적극적으로 치료하고 관리하는 이유는 바로 이 세 가지가 혈관을 상하게 해 동맥경화를 일으키는 주된 원인이기 때문입니다.

담배는 혈관 건강에 아주 큰 해를 끼칩니다. 일산화탄소는 산소보다 200배 이상의 강력한 산화력을 가지고 있어 혈관을 상하게 하고, 니코틴은 혈관을 수축시켜 혈압을 높이며 혈류 장애를 일으킵니다. 담배를 끊지 않으면 혈관 내벽은 지속적으로 손상되고, 그 결과 동맥경화가 촉진됩니다. 따라서, 담배는 반드시 끊어야 합니다.

운동 부족과 스트레스도 동맥경화의 원인입니다. 규칙적인 유산소 운동은 혈류를 증가시켜 혈관을 유지·보수하는 데 필수적입니다. 반면, 운동 부족은 혈류 장애를 일으켜 내피세포 기능을 떨어뜨리고 동맥경화의 위험을 높입니다. 또한, 스트레스는 혈관 벽에 손상을 일으켜 동맥경화의 진행을 촉진시키므로 관리가 필요합니다.

유전적인 요인이나 나이도 동맥경화에 영향을 줍니다. 가족력이 있는 경우나 나이가 들수록 혈관의 탄력이 떨어지면서 동맥경화의 위험이 높아집니다. 하지만 유전이나 나이는 우리가 조절할 수 없는 요인입니다. 그 대신, 비만이나 스트레스 조절, 고혈압, 고지혈, 당뇨병을 관리함으로써 동맥경화의 위험을 낮출 수 있습니다.

동맥경화는 이렇게 다양한 요인들에 의해 촉진됩니다. 이러한 위험 요인들을 인지하고 관리하는 것이 혈관 건강을 유지하고 동맥경화를 예방하는 첫걸음입니다.

심장과 혈관을 지키는 3가지 원칙

심장 건강을 지키기 위한 기본 원칙은 동맥경화 예방과 치료에서 매우 중요한 기초가 됩니다. 이 기본 원칙을 충실히 따름으로써, 심장과 혈관의 상태를 개선하고 더 나아가 전신 건강을 향상시킬 수 있습니다. 다음은 심장 건강의 세 가지 기본 원칙입니다.

첫 번째 원칙: 피가 건강해야 합니다.

　우리의 혈액은 생명의 중심입니다. 혈액이 건강해야만 몸 전체에 필요한 산소와 영양소를 원활히 공급할 수 있습니다. 이를 위해서는 무엇보다 올바른 식습관을 유지하는 것이 중요합니다. 건강한 음식이야말로 건강한 피의 원료가 되기 때문에, 입맛에만 의존하지 않고 심혈관 건강에 도움이 되는 영양소가 풍부한 음식을 선택해야 합니다. 예를 들어 오메가-3 지방산이 풍부한 생선, 항산화 성분이 가득한 베리류, 다양한 비타민과 미네랄을 제공하는 녹색 엽채류 등이 좋은 선택입니다. 나쁜 콜레스테롤을 줄이고 염증을 억제할 수 있는 식단을 유지함으로써, 동맥의 건강을 유지하고 동맥경화의 진행을 늦출 수 있습니다.

두 번째 원칙: 피가 잘 돌아야 합니다.

　운동은 혈액 순환을 원활하게 하는 핵심 요소입니다. 심장은 강력한 근육이며, 우리가 몸을 움직일 때마다 심장은 혈액을 더 효과적으로 펌프질하게 됩니다. 특히, 유산소 운동은 혈관 내피 세포를 활성화하여 혈류가 매끄럽게 흐르도록 돕습니다. 운동을 통해 교감신경이 활성화되면, 이는 혈관을 확장시키고 혈압을 안정적으로 유지하는 데 기여합니다. 일주일에 최소 150분의 중강도 유산소 운동, 또는 매일 30분 정도 땀이 날 정도로 걷기나 가벼운 뛰기를 통해 심장과 혈관의 건강을 지킬 수 있습니다.

세 번째 원칙: 마음이 편해야 합니다.

　심장 건강을 위해서는 심리적 안정과 마음의 평온도 중요합니다. 스트레스는 교감신경을 과도하게 자극하여 심장과 혈관에 부담을 줄 수 있습니다. 특히, 만성적인 스트레스는 심장 박동수와 혈압을 높여 심혈관계에 부정적인 영향을 미칩니다. 따라서 적절한 스트레스 관리가 필요합니다. 마음의 평안을 찾고 부교감신경을 활성화시키기 위해 심호흡, 명상, 기도 등의 방법을 실천하는 것이 좋습니다. 이는 단순히 심장을 쉬게 하는 것이 아니라, 장기적으로 심장과 혈관을 보호하는 중요한 습관이 됩니다.

　이와 같이 피의 건강, 원활한 혈액 순환, 마음의 평안이라는 기본 원칙을 실천함으로써 우리는 심장 건강을 개선하고, 동맥경화와 같은 심혈관 질환을 예방할 수 있습니다.

혈관 건강의 핵심: 내피세포 건강

　혈관 건강의 핵심은 바로 내피세포에 있습니다. 내피세포는 혈관의 가장 안쪽 벽을 구성하는 세포로, 혈관 내막을 한 층으로 덮고 있습니다. 내피세포는 단순한 혈관의 벽이 아니라, 혈관을 건강하게 유지하고 관리하는 핵심적인 역할을 담당하고 있습니다. 우리 몸속에 있는 혈관 전체를 둘러싸고 있는 내피세포는 개수는 약 500억~700억 개에 이르며, 그 면적을 펼치면 축구장 하나 정도의 크기에 해당합니다.

내피세포는 혈관의 보호막 역할을 합니다. 내피세포는 혈관의 내벽을 이루고 있어 외부로부터 혈관을 보호하고, 산소와 영양 물질이 조직으로 전달되는 통로 역할을 합니다. 혈관의 내피세포는 손상 복구, 혈류 조절, 혈압 조절, 염증 반응 억제 등 혈관 유지에 필요한 다양한 기능을 수행합니다. 내피세포의 역할이 원활할 때 우리의 혈관은 건강한 상태를 유지할 수 있습니다.

내피세포는 혈관을 건강하게 유지하기 위해 몇 가지 중요한 기능을 수행합니다. 먼저, 혈관의 내피세포는 혈관 톤을 조절합니다. 내피세포는 산화질소(또는 일산화질소, NO)와 같은 물질을 분비해 혈관을 확장시키거나 수축시켜 혈류량과 혈압을 조절합니다. 산화질소는 내피세포가 작용할 때 만들어지는 중요한 물질로, 혈관 확장과 항산화 작용, 항염 작용에 관여합니다. 내피세포가 충분한 산화질소를 생산할 수 있을 때 혈관은 적절하게 확장되고 혈류가 원활해 고혈압과 동맥경화의 위험이 줄어듭니다.

내피세포는 항응고 및 지혈 작용을 합니다. 내피세포는 혈액이 혈관 내에서 원활하게 흐르도록 항응고 물질을 분비해 혈액이 굳지 않게 하고, 출혈이 발생하면 지혈 작용을 통해 출혈을 막습니다. 이 밖에도 내피세포는 손상된 혈관을 유지·보수하는 역할을 합니다. 평소에는 혈관이 건강한 상태를 유지하도록 관리하고, 손상이 발생했을 때는 복구 작업을 통해 혈관을 회복시킵니다.

내피세포는 혈관 내에서 면역 반응을 조절하는 데에도 중요한 역할을 합니다. 내피세포는 균이나 바이러스가 혈관에 침투하는 것을 감지해 이를 처리하기 위해 백혈구를 불러들이고, 백혈구를 손상 부위에 고정시켜 세균이나 바이러스와 염증을 처리하도록 돕습니다. 또한, 내피세포는 혈관 벽에 염증을 억제하는 물질을 분비해 혈관 내 염증 반응을 조절합니다.

만약 이러한 내피세포가 손상되거나 기능이 저하되면 혈관은 쉽게 손상되고 동맥경화가 진행될 수 있습니다. 특히, 고혈압, 당뇨병, 고지혈증, 흡연, 운동 부족, 스트레스 등의 요인은 내피세포의 기능을 떨어뜨리고 손상을 유발해 동맥경화를 촉진하게 됩니다. 따라서, 내피세포의 기능을 활성화하고 건강한 상태를 유지하는 것이 혈관 건강의 핵심입니다.

작은 생활습관 변화가 혈관 건강에 가져오는 큰 변화

올바른 생활습관은 혈관 건강을 유지하고 동맥경화를 예방하는 데 필수적인 요소입니다. 특히 운동은 혈류량을 증가시키면서 혈관을 지속적으로 유지·보수하는 역할을 합니다. 이를 통해 혈관이 탄력을 유지하고 동맥경화의 진행을 막을 수 있습니다. 올바른 식습관, 금연, 적절한 체중 관리와 스트레스 조절 또한 혈관을 보호하는 데 큰 도움이 됩니다.

우리가 혈관을 관리하기 위해 가장 먼저 할 수 있는 것은 바로 운동입니다. 운동은 혈관을 깨끗하게 유지하는 힘을 가질 뿐만 아니라, 내피세포를 활성화시켜 혈관을 보호하고 관리하는 데 중요한 역할을 합니다. 규칙적인 유산소 운동은 혈류를 증가시켜 내피세포의 기능을 촉진합니다.

그렇다면 어느 정도의 운동이 필요할까요? 가장 간단하면서도 효과적인 운동은 걷기입니다. 약간 땀이 나고, 호흡이 약간 가쁠 정도의 강도로 걷는 것이 좋습니다. 만약 더 강한 운동을 할 수 있다면, 그만큼 시간을 줄여서 진행할 수 있습니다. 이렇게 규칙적으로 운동을 하면 혈관의 혈류량이 증가하고, 이는 내피세포의 기능을 촉진시켜 동맥경화의 진행을 늦추고 개선할 수 있습니다.

올바른 식습관 또한 혈관 건강에 중요한 역할을 합니다. 항산화 작용이 있는 식품과 아르기닌이 풍부한 음식을 섭취하는 것이 내피세포를 보호하고 활성화하는 데 도움이 됩니다. 예를 들어, 등푸른 생선에 풍부한 오메가-3, 플라보노이드가 많은 베리류, 녹색 잎채소, 견과류, 통곡류, 엑스트라 버진 올리브유, 콩, 감귤, 다크 초콜릿, 녹차 등은 항산화 및 항염 작용이 있어 혈관을 보호하는 데 좋습니다. 또한, 아르기닌이 풍부한 음식은 혈관 내피세포가 산화질소를 만들어 혈관을 확장하고, 항산화 작용을 촉진하는 데 사용됩니다. 수박, 육류, 유제품, 계란 등에 풍부한 아르기닌은 내피세포 기능을 강화하는 데 도움이 됩니다.

금연도 반드시 실천해야 할 중요한 생활습관입니다. 담배는 혈관에 매우 해로운데, 일산화탄소가 혈관을 손상하고, 니코틴은 혈관을 수축시켜 혈압을 높입니다. 일산화탄소는 산소보다 200배 이상의 강력한 산화력을 가지고 있어 혈관의 내벽을 상하게 합니다. 이러한 손상은 내피세포의 기능을 저하시켜 동맥경화를 촉진합니다. 따라서 금연은 혈관을 깨끗하게 유지하는 데 있어서 가장 중요한 생활습관입니다.

체중 관리와 스트레스 조절도 혈관 건강을 위해 중요합니다. 비만은 혈중 콜레스테롤 수치를 높여 동맥경화의 위험을 증가시키며, 스트레스는 혈관 벽에 영향을 주어 혈관의 손상을 일으킬 수 있습니다. 따라서 건강한 체중을 유지하고, 스트레스를 관리하는 것이 필요합니다. 스트레스는 내피세포의 기능을 저하시켜 혈관을 상하게 하는 데 영향을 미치므로, 스트레스 해소 방법을 찾는 것도 혈관 건강 관리의 한 부분입니다.

혈관 건강을 위해서 본인이 해야 할 몫은 결국 이러한 생활습관 개선에 있습니다. 운동을 게을리하지 않고 올바른 식습관을 유지하며, 담배를 피우지 않고 스트레스를 잘 관리한다면 혈관은 깨끗하고 건강한 상태를 유지할 수 있습니다. 이러한 노력은 동맥경화의 진행을 막을 뿐만 아니라, 이미 손상된 혈관을 회복시키고 더 나아가 장수와 삶의 질을 향상시키는 데 핵심적인 역할을 할 것입니다.

혈관 상태를 쉽고 정확하게 진단하는 방법

경동맥 초음파는 동맥경화의 진행 상태를 진단하는 가장 간편하고 효과적인 방법입니다. 특히, 경동맥은 비교적 굵은 혈관이면서 피부 바로 아래에 위치해 있어 초음파로 쉽게 접근할 수 있습니다. 혈관 상태를 정확하게 파악하기 위해서 경동맥 초음파를 활용하는 것이 중요한데, 이는 뇌로 가는 길목에 있는 혈관의 상태를 확인할 수 있을 뿐만 아니라, 전신의 동맥 상태를 가늠할 수 있는 지표로 사용되기 때문입니다.

경동맥 초음파를 이용한 진단은 내막과 중막의 두께를 측정하여 동맥경화의 위험도를 평가하는 방식으로 진행됩니다. 내중막 두께는 혈관의 건강 상태를 직접적으로 나타내는 지표로, 일반적으로 0.8mm 이하를 정상 범위로 봅니다. 이 수치는 나이에 따라 조금씩 차이가 있을 수 있지만, 50대나 60대의 경우에도 0.8mm 이하가 정상이라고 할 수 있습니다. 그러나 내중막 두께가 1.5mm 이상이면 동맥경화라고 진단하고, 그 이하라 하더라도 내중막 두께가 두꺼워지는 경우라면 주의를 기울여야 합니다.

경동맥 초음파를 통해 혈관 내벽의 상태를 관찰하면, 혈관 내에 쌓인 죽상경화반(플라크)의 개수와 크기를 확인할 수 있습니다. 경화반의 숫자와 형태를 조사하고, 내중막의 두께가 증가할수록 뇌졸중이나 심근경색의 발생률이 높아진다는 것을 통계적으로 알 수 있습니다. 예를 들어, 경동맥 내중막 두께가 0.1mm 증가할 때마다 뇌졸중은 18%, 심근경색은 15% 증가한다는 연구 결과가 있습니다. 이는 내중막 두께가 혈관의 건강 상태와 직결되어 있음을 보여주는 중요한 지표입니다.

경동맥 초음파를 통해 혈관 상태를 살펴보는 것은 뇌졸중, 심근경색 같은 심각한 질환을 예측하고 예방하는 데 큰 도움이 됩니다. 경동맥 내막의 두께뿐 아니라 경화반의 위치와 크기, 그리고 플라크의 구성 성분 등을 확인할 수 있어 동맥경화의 진행 정도를 파악하고 적절한 치료 계획을 세우는 데 활용할 수 있습니다.

경동맥 초음파를 통해 본 혈관 상태는 경동맥 자체뿐만 아니라 전신 혈관의 상태를 가늠하는 데도 활용됩니다. 경동맥에 이상이 있다면 다른 부위의 혈관에도 비슷한 문제가 있을 가능성이 높기 때문입니다. 전신 혈관은 완전히 하나의 네트워크로 연결되어 있기 때문에 경동맥 상태를 통해 몸 전체의 혈관 건강을 예측할 수 있는 것입니다. 경동맥 초음파로 혈관 상태를 파악하는 것은 심근경색이나 뇌졸중 위험 인자들을 사전에 발견하고 관리하는 데 효과적입니다.

경동맥 초음파는 매우 간편하면서도 반복적으로 활용할 수 있다는 장점이 있습니다. 목의 경동맥은 굵은 동맥이면서 피부 바로 아래에 위치해 있어 초음파를 사용하면 혈관의 내막과 중막의 두께를 정확하게 측정할 수 있습니다. 컴퓨터 단층촬영(CT)이나 자기공명영상(MRI)에 비해 안전하고 비침습적인 검사 방법이며, 특히 내중막 두께 측정에 있어 초음파가 더 정확하다고 할 수 있습니다.

경동맥 초음파 검사를 통해 자신의 혈관 상태를 파악해 보는 것은 동맥경화와 그로 인한 합병증의 위험을 사전에 예측하고 예방할 수 있는 중요한 단계입니다. 최근의 연구를 보면 내중막 두께가 비교적 젊은 연령대인 30대, 40대에서도 두꺼워진 사례가 발견되고 있어, 나이에 상관없이 자신의 혈관 상태를 체크하는 것이 중요해졌습니다. 이렇게 초음파로 경동맥을 관찰하면 전신 혈관의 상태를 어느 정도 가늠할 수 있으므로, 건강을 지키고 동맥경화를 예방하기 위해 정기적인 경동맥 초음파 검사가 필요합니다.

동맥경화, 좋아질까? 최신 연구가 보여주는 희망

과거에는 동맥경화가 한 번 진행되면 되돌릴 수 없다고 여겨졌습니다. 그러나 최근 연구들은 동맥경화가 개선될 수 있다는 가능성을 보여주며 새로운 희망을 제시하고 있습니다. 이제 동맥경화는 가역적인 질환으로 인식되고 있으며, 이를 통해 동맥경화의 진행을 막을 뿐만 아니라 어느 정도 되돌릴 수 있다는 사실이 밝혀지고 있습니다. 이러한 최신 연구들은 동맥경화의 개선을 위한 새로운 패러다임을 제시하고 있습니다.

동맥경화가 개선될 수 있다는 것은 혈관의 구조적, 기능적 회복을 의미합니다. 동맥 내에 쌓여 있는 산화된 LDL-콜레스테롤과 염증 세포가 플라크를 형성하여 혈관을 좁게 만듭니다. 하지만 최근 연구에 따르면, 적절한 생활 습관 개선과 치료를 통해 이러한 플라크가 줄어들거나 사라질 수 있다고 합니다. 특히 혈중 콜레스테롤을 낮추고, 염증을 줄이며, 내피세포의 기능을 활성화하는 전략들이 동맥경화 개선에 중요한 역할을 한다는 것이 밝혀지고 있습니다.

예를 들어, 2020년에 발표된 연구에서는 동맥경화가 조건에 따라 유턴할 수 있다는 가능성을 제시했습니다. 이 연구에 따르면, 정상 혈관이 특정 원인에 의해 동맥경화로 진행되더라도, 생활 습관을 개선하고 적절한 치료를 받으면 다시 건강한 상태로 돌아갈 수 있다고 주장합니다. 이는 혈관의 건강을 유지하고 회복시키기 위한 희망적인 메시지를 담고 있습니다.

특히, 내피세포의 기능을 활성화하는 것이 동맥경화 개선에 핵심적인 역할을 합니다. 내피세포는 혈관을 건강하게 유지하고 혈류를 조절하는 데 중요한 역할을 합니다. 혈류가 증가하면 내피세포가 활성화되어 혈관을 유지·보수하는 능력이 향상됩니다. 최근의 연구에서는 운동과 체외역박동술(EECP)과 같은 방법이 혈류를 증가시키고 내피세포를 활성화하여 동맥경화의 진행을 늦추거나 개선할 수 있다고 보고하고 있습니다. 운동은 혈류량을 증가시켜 내피세포가 혈관 내 환경에 더 잘 반응하게 하고, 이를 통해 혈관 내 플라크가 줄어들 수 있는 환경을 조성합니다.

항염증 치료 또한 동맥경화 개선에 중요한 역할을 합니다. 동맥경화는 만성 염증으로 인해 진행되기 때문에, 항염증 및 항산화 작용이 있는 영양소나 약물의 사용을 통해 염증을 줄이는 것이 필요합니다. 오메가-3 지방산, 항산화제, 비타민 C 등의 영양소가 동맥경화 개선에 효과적이라는 연구 결과들이 계속 발표되고 있습니다. 항염증 치료는 단순히 증상을 완화하는 것이 아니라, 동맥경화 자체의 진행을 막고 개선하는 데 핵심적인 역할을 할 수 있습니다.

이러한 연구들은 동맥경화 치료에 대한 기존의 인식을 바꾸고 있습니다. 과거에는 동맥경화를 진행만 늦추는 것이 최선이라고 여겨졌지만, 이제는 동맥경화를 되돌릴 수 있다는 새로운 희망이 생겨나고 있습니다. 혈중 콜레스테롤 수치를 낮추고, 염증을 억제하며, 내피세포의 기능을 회복시키는 다양한 전략을 통해 동맥경화는 더 이상 비가역적인 질환이 아닌, 개선될 수 있는 질환으로 인식되고 있습니다.

물론, 이러한 개선을 위해서는 꾸준한 노력과 올바른 생활 습관이 필수적입니다. 규칙적인 유산소 운동, 건강한 식단, 금연, 스트레스 관리 등은 모두 내피세포를 활성화하고 혈관을 건강하게 유지하는 데 도움을 줍니다. 또한, 치료 목적으로 활용되는 EECP와 항염증 치료 등의 방법은 전문가의 도움을 받아 효과적으로 사용할 수 있습니다.

결국, 최신 연구는 동맥경화가 개선될 수 있다는 희망을 보여주고 있습니다. 이는 단순히 병의 진행을 막는 것에 그치는 것이 아니라, 적극적인 관리와 치료를 통해 우리 혈관을 건강하게 되돌릴 수 있다는 가능성을 열어줍니다. 혈관 건강을 유지하고 동맥경화를 개선하기 위한 노력이야말로 건강한 장수를 위한 첫걸음이 될 것입니다.

혈류 증가를 통한 내피세포 활성화 방법은 무엇인가?

혈류를 증가시켜 내피세포를 활성화하는 방법은 혈관 건강을 개선하고 동맥경화를 되돌리는 핵심 전략입니다. 혈류 증가를 통한 내피세포 활성화의 가장 간단하고 효과적인 방법은 바로 규칙적인 유산소 운동입니다. 운동은 혈류량을 늘려 내피세포를 지속적으로 자극하고, 혈관의 탄력을 유지하며 혈관벽을 깨끗하게 만듭니다. 운동을 통해 혈류가 증가하면, 내피세포는 혈류의 기계적 자극을 감지하여 혈관 확장에 필요한 물질을 생산하고, 손상된 혈관을 유지·보수하는 데 관여하게 됩니다. 이러한 과정은 동맥경화의 진행을 막고, 이미 손상된 혈관을 회복시킬 수 있는 환경을 조성합니다.

그렇다면 어느 정도의 운동이 필요한 것일까요? 일주일에 최소 150분의 중강도 유산소 운동, 또는 매일 30분 정도 땀이 날 정도로 걷기나 가벼운 뛰기를 통해 심장과 혈관의 건강을 지킬 수 있습니다. 걷기의 경우, 약간 땀이 나고 호흡이 가빠질 정도의 강도가 좋습니다. 이처럼 규칙적으로 운동을 하면 혈관의 혈류량이 증가하면서 내피세포가 활성화되고, 혈관 내의 플라크를 줄이는 데 도움이 됩니다. 만약 더 강한 강도로 운동을 할 수 있다면, 그만큼 시간을 줄여서 진행할 수 있습니다. 예를 들어, 가볍게 조깅을 하는 경우에는 시간을 절반 정도로 줄일 수 있습니다.

체외 역박동술(EECP)도 혈류를 증가시켜 내피세포를 활성화하는 데 효과적인 방법 중 하나입니다. EECP는 다리와 허벅지에 특수한 커프를 착용하고 공기를 불어넣어 순차적으로 압력을 가해주는 방식으로, 심장이 이완하는 동안 하지의 혈액을 심장 쪽으로 밀어줌으로써 혈류를 증가시키는 치료법입니다. 이 과정에서 증가된 혈류량은 내피세포를 자극해 산화질소의 생산을 촉진하고, 혈관을 확장시키며 항염 작용을 수행하도록 돕습니다. 이 치료법은 미국 FDA에서도 승인된 비수술적 심혈관 치료법으로, 심장뿐만 아니라 말초 혈관에도 적용되어 전신 혈류 개선에 도움을 줍니다.

또한, 항산화 식품을 섭취하는 것도 혈류 증가와 내피세포 활성화에 긍정적인 영향을 미칩니다. 특히 아르기닌이 풍부한 식품은 내피세포가 산화질소를 생산할 때 필요한 영양소로, 혈관 확장과 항산화 작용을 촉진합니다. 아르기닌이 많은 식품에는 육류, 유제품, 계란, 수박 등이 있으며, 특히 수박은 몸에 들어가면 아르기닌으로 바뀌어 혈관 건강에 도움이 됩니다. 이외에도 오메가-3가 풍부한 등푸른 생선, 플라보노이드가 많은 베리류,

녹색 잎채소, 견과류, 통곡류, 엑스트라 버진 올리브유 등의 섭취는 내피세포의 기능을 강화하고 혈관을 깨끗하게 유지하는 데 기여합니다.

체외 역박동술(EECP)은 어떻게 동맥경화 개선에 도움이 될까?

체외 역박동술(EECP)은 동맥경화 개선을 위한 비수술적 치료 방법으로, 심장과 혈관에 혈류를 증가시켜 내피세포를 활성화하는 데 도움이 됩니다. EECP는 주로 다리와 허벅지에 특수한 커프를 착용하고, 그 안에 공기를 순차적으로 불어넣어 종아리, 허벅지, 엉덩이 순서로 압력을 가하는 방식으로 진행됩니다. 이 방법을 통해 하지의 혈액을 심장 쪽으로 밀어줌으로써 혈류량을 증가시키고, 혈관의 기능을 회복시키는 데 핵심적인 역할을 합니다.

EECP의 원리를 이해하려면 먼저 혈류와 내피세포의 관계를 살펴볼 필요가 있습니다. 내피세포는 혈관 내막을 이루는 세포로, 혈관을 건강하게 유지하는 데 핵심적인 역할을 합니다. 내피세포는 혈류의 자극을 받아 혈관 확장과 수축을 조절하는 산화질소 등의 물질을 분비하고, 이를 통해 혈관을 깨끗하고 탄력 있게 유지합니다. 그런데 내피세포의 기능이 떨어지면 혈관이 손상되고, 그로 인해 동맥경화가 진행될 수 있습니다. EECP는 이런 혈류의 부족이나 불규칙한 혈류 상태를 개선함으로써 내피세포의 기능을 활성화시키고, 이를 통해 동맥경화를 개선하는 효과를 가져옵니다.

EECP는 심장의 이완기, 즉 심장이 혈액을 짜내지 않는 순간에 커프가 작동하여 종아리부터 허벅지까지 순차적으로 압력을 가합니다. 이렇게 압력이 가해지면 혈액이 심장 쪽으로 밀려 올라가게 되는데, 이 과정에서 심장과 전신 혈관에 혈류가 증가하게 됩니다. 그 결과, 심장에 혈류량이 증가하고 혈관 내벽에 작용하는 전단응력(혈류가 혈관을 스치면서 주는 힘)이 높아지면서 내피세포가 더욱 활성화됩니다.

이런 과정을 통해 내피세포는 혈관을 확장하고, 혈관 내에서 염증 반응을 줄이는 산화질소를 더 많이 생산하게 됩니다. 또한, 동맥 내 플라크 형성을 막는 데도 도움이 되며, 동맥경화의 개선을 가져옵니다. 이렇게 혈류량이 증가하고 내피세포가 활성화되면, 혈관이 스스로 유지·보수되는 능력이 향상됩니다. 결국, 동맥경화의 진행을 막고 더 나아가 이미 형성된 플라크를 줄이는 효과까지 기대할 수 있습니다.

뿐만 아니라 EECP는 혈류량을 늘려 혈관 내 피의 흐름을 개선해 줍니다. 예를 들어, 심장이 이완할 때 커프가 다리의 혈관을 짜주면, 대동맥으로 혈액이 밀려 들어가면서 관상동맥의 혈류량이 증가하게 됩니다. 이렇게 새롭게 만들어진 혈류는 혈관을 더 건강하게 만들어주고, 내피세포가 더 잘 작동하도록 도와줍니다. 시간이 지나면서 내피세포가 스스로를 재생하고, 혈관 내벽이 더욱 튼튼해지며 동맥경화의 증상이 완화됩니다.

이러한 과정에서 새로운 측부혈관이 발달한다는 연구 결과도 있습니다. 측부혈관은 기존 혈관의 좁아진 부분을 우회하는 새로운 길을 만드는 것을 의미합니다. 예전 연구에서는 동물 실험을 통해서도 EECP를 받은 후 혈관이 새롭게 발달하는 것이 확인되었습니다. 이는 동맥경화로 좁아진 혈관으로 인해 혈류가 원활하지 않을 때, 새로운 길을 통해 혈류가 더 잘 전달될 수 있게 하는 효과를 줍니다.

또한 EECP를 통해 혈압이 낮아지고 심장의 부담이 줄어들게 됩니다. 혈류량이 증가하고 혈관이 확장되면서 심장은 피를 짜내는 힘을 덜 들이게 됩니다. 고혈압이 있거나 심장 기능이 약해진 환자들에게 EECP는 이러한 심장의 부담을 줄여주고, 혈류를 원활하게 만들어줌으로써 전반적인 심혈관 건강을 개선합니다.

마지막으로, EECP의 효과는 단기간에 그치지 않는다는 점도 중요합니다. 여러 연구에 따르면 EECP 치료를 받은 후 3년에서 5년이 지나도 약 75%의 환자들이 그 효과를 유지하고 있다고 보고됩니다. 이 효과는 동맥경화의 개선과 더불어 혈관의 기능이 향상되기 때문입니다. 또한 심근경색, 협심증, 말초 혈관 질환, 발기부전 등 다양한 심혈관 질환에도 긍정적인 영향을 준다는 논문들이 발표되고 있습니다.

이와 같이 EECP는 혈류량을 증가시키고 내피세포를 활성화하여 동맥경화를 개선하는 데 효과적인 비수술적 치료법입니다. 이 치료는 혈관 내 혈류를 증가시켜 내피세포의 반응을 촉진하고, 염증을 줄이며, 혈관을 확장시키는 물질들을 만들어냅니다. 결국, 이런 과정을 통해 혈관을 깨끗하고 건강하게 유지하며, 이미 진행된 동맥경화도 개선할 수 있는 희망을 제공합니다.

1부

건강한 장수의 필수 조건, 혈관 건강

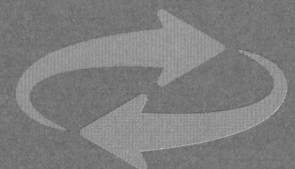

> **1장**
> # 장수 시대, 혈관이 중요한 이유

수명 연장과 함께 증가하는 혈관 질환

한국인의 주요 사망 원인에는 여러 혈관 질환이 포함되어 있으며, 이는 수명 연장 시대에 중요한 경고 신호로 볼 수 있습니다. 2023년 한국인 사망원인 통계에 따르면, 혈관 관련 질환인 심장 질환이 전체 사망 원인 중 2위, 뇌혈관 질환이 4위를 차지하고 있습니다. 또한, 당뇨병이 7위, 고혈압성 질환이 8위로 상위에 포함되어 있습니다. 이처럼 혈관 질환과 관련된 여러 질환들이 사망 원인 순위에 다수 포함되어 있다는 사실은, 이들 질환이 단독으로 작용하는 것뿐만 아니라 상호 작용하여 심혈관계와 전체 순환계에 복합적인 영향을 미친다는 것을 시사합니다.

특히, 당뇨병과 고혈압은 심장과 혈관에 지속적인 부담을 주어 심장 질환, 뇌혈관 질환, 동맥경화증 등 중증 혈관 질환의 발병 위험을 증가시킵니다. 이런 질환들이 서로 연결되어 순환계의 기능을 저하시킴에 따라, 사망 위험이 높아지는 것입니다. 이로 인해 혈관 질환은 단일 요인으로 인한 사망 원인이라기보다는 여러 요인이 결합되어 심각한 건강 문제를 일으키는 주요 원인으로 자리잡고 있습니다.

현대 의학의 발전과 생활 수준의 향상으로 인해 기대 수명은 점차 늘어나고 있지만, 수명 연장과 함께 증가하는 혈관 질환은 우리 사회에 새로운 도전 과제가 되고 있습니다. 연령이 증가할수록 혈관은 점차 탄력을 잃고 경화되며, 이는 심장과 뇌를 비롯한 주요 장기에 충분한 혈액을 공급하는 데 어려움을 초래합니다. 특히 80세 이상의 고령층에서 심장 질환과 뇌혈관 질환이 주요 사망 원인으로 자리 잡고 있는 것은 나이가 들수록 혈관 건강 관리가 더욱 중요하다는 사실을 보여줍니다.

혈관 건강이 전신 건강에 미치는 영향

혈관 건강은 전신 건강에 깊은 영향을 미칩니다. 혈관은 신체 곳곳에 산소와 영양분을 전달하고, 노폐물을 제거하는 중요한 역할을 담당합니다. 이러한 혈액 순환이 제대로 이루어지지 않으면 신체 여러 기관과 조직의 기능이 저하되고, 다양한 건강 문제가 발생할 수 있습니다. 따라서 혈관 건강을 유지하는 것은 신체 전체의 건강을 지키는 데 필수적입니다.

우선, 혈관 건강이 나빠지면 가장 먼저 영향을 받는 곳은 심장입니다. 심장은 신체의 주요 기관으로, 혈액을 통해 산소와 영양분을 공급받아야 제대로 기능할 수 있습니다. 그러나 혈관이 좁아지거나 막히게 되면 심장은 필요한 만큼의 산소를 공급받지 못해 기능이 약해집니다. 특히 동맥경화증은 심혈관 질환의 주된 원인으로, 동맥 벽에 콜레스테롤이 축적되어 혈액의 흐름을 방해합니다. 이러한 상태가 지속되면 협심증이나 심근경색과 같은 치명적인 심장 질환으로 이어질 수 있습니다. 심장으로 가는 혈관이 막히면 심장은 제 역할을 할 수 없고, 결국 심장마비에 이를 수 있습니다.

혈관 건강은 뇌의 기능에도 중대한 영향을 미칩니다. 뇌는 신체 중에서 가장 많은 양의 산소를 필요로 하는 기관 중 하나로, 혈액을 통해 산소와 영양분을 공급받습니다. 그러나 혈관이 손상되거나 막히면 뇌로 가는 혈류가 차단되어 뇌졸중을 일으킬 수 있습니다. 뇌졸중은 뇌로 가는 혈액 공급이 차단되거나 혈관이 파열되면서 발생하는데, 이는 뇌 손상뿐 아니라 언어 장애,

운동 장애, 심지어 사망에 이를 수 있는 심각한 상태입니다. 뇌졸중 환자의 경우 재활 치료가 필요하며, 정상적인 일상 생활로 복귀하는 데도 어려움이 따릅니다. 혈관 건강이 뇌 기능 유지에 얼마나 중요한지 알 수 있는 대목입니다.

신장 역시 혈관을 통해 충분한 혈액을 공급받아야만 제 기능을 할 수 있습니다. 신장은 체내 노폐물을 걸러내고, 전해질 균형을 유지하며, 혈압 조절에도 중요한 역할을 합니다. 하지만 혈관이 좁아지거나 막히면 신장으로 가는 혈액량이 줄어들어 신장 기능이 저하됩니다. 만약 신장으로의 혈류가 지속적으로 부족하다면 신부전이 발생할 수 있으며, 이로 인해 혈액 투석이 필요해질 수도 있습니다. 또한, 고혈압과 같은 혈관 질환이 있을 경우 신장에 큰 부담을 주어 신장 질환의 위험을 높입니다.

혈관 건강은 폐의 기능에도 영향을 미칩니다. 폐는 산소를 공급하고 이산화탄소를 배출하는 기관으로, 혈액을 통해 이 기능을 수행합니다. 만약 폐로 가는 혈관이 손상되면 산소와 이산화탄소 교환이 원활히 이루어지지 않아 호흡 곤란을 겪을 수 있습니다. 폐동맥 고혈압과 같은 질환은 폐와 심장 사이의 혈관에 높은 압력이 걸리면서 발생하는데, 이는 심장의 부담을 가중시키고 호흡기 질환을 유발할 수 있습니다. 이처럼 혈관 건강이 악화되면 폐 기능에도 직접적인 영향을 미치며, 호흡기계 질환의 위험을 증가시킵니다.

혈관 건강은 또한 당뇨병과 밀접한 연관이 있습니다. 당뇨병 환자는 혈당이 높아지면서 혈관이 손상되기 쉽고, 미세혈관과 큰 혈관 모두에 문제를 일으킬 수 있습니다. 특히 미세혈관에 손상이 발생하면 당뇨병성 망막병증과 같은 눈 질환이 발생할 수 있으며, 심한 경우 실명에 이를 수 있습니다. 또한, 당뇨병 환자는 발끝과 같은 말초 부위의 혈액 순환이 잘되지 않아 상처가 치유되지 않고 악화되는 경우가 많습니다. 이러한 경우 당뇨병성 족부궤양이 발생할 수 있으며, 치료하지 않으면 절단까지 이어질 수 있습니다. 당뇨병 환자는 혈관 건강을 유지하는 것이 매우 중요하며, 이를 통해 합병증을 예방할 수 있습니다.

혈관 건강은 피부에도 영향을 미칩니다. 혈관을 통해 산소와 영양분이 제대로 공급되지 않으면 피부는 탄력을 잃고, 주름이 생기거나 건조해질 수 있습니다. 또한, 혈액순환이 원활하지 않으면 정맥류와 같은 질환이 발생할 수 있으며, 이로 인해 다리의 혈관이 부풀어 오르고 통증을 유발할 수 있습니다. 정맥류는 장시간 서 있거나 앉아 있을 때 발생할 수 있으며, 이를 방치하면 혈전이 형성될 위험이 있습니다.

마지막으로, 혈관 건강은 면역 체계와도 밀접한 관련이 있습니다. 혈관은 면역 세포들이 몸 전체를 순환하면서 병원체와 싸우는 경로를 제공합니다. 혈액순환이 원활하면 면역 세포들이 신속하게 필요한 부위로 이동해 감염과 질병을 막을 수 있습니다. 그러나 혈관 건강이 나빠지면 면역 체계가 제대로 작동하지 못하고, 감염에 대한 저항력이 약해져 병에 걸리기 쉬운 상태가 됩니다. 또한, 만성적인 혈관 염증은 면역 체계의 과도한 반응을 유발해 자가면역 질환으로 이어질 수 있습니다.

혈액 순환의 중요성과 혈관의 역할

혈액 순환은 신체의 모든 세포에 산소와 영양분을 공급하고, 노폐물을 제거하는 중요한 과정입니다. 혈액 순환이 원활해야 각 기관이 정상적으로 기능할 수 있으며, 신체 균형과 건강을 유지할 수 있습니다. 이 과정에서 핵심적인 역할을 하는 것은 바로 혈관입니다. 혈관은 혈액을 운반하는 경로로서, 순환계의 효율적인 작동을 책임지고 있습니다. 혈관이 제 역할을 하지 못하면 혈액 순환이 방해받고, 이는 전신에 걸쳐 다양한 건강 문제를 일으킬 수 있습니다.

혈액 순환은 심장에서 시작되어 동맥, 정맥, 모세혈관을 거쳐 다시 심장으로 돌아오는 순환의 흐름입니다. 이 과정에서 혈액은 산소와 영양분을 각 세포에 전달하고, 세포로부터 이산화탄소와 노폐물을 수거하여 배출 기관으로 운반합니다. 특히 산소는 세포가 에너지를 생산하는 데 필수적이므로, 적절한 혈액 순환이 없으면 세포는 정상적인 대사를 수행할 수 없습니다. 이처럼 혈액 순환은 인체의 에너지 공급과 노폐물 배출이라는 두 가지 중요한 역할을 동시에 수행하며, 이를 통해 전신의 균형을 유지합니다.

혈액 순환 과정에서 동맥은 산소가 풍부한 혈액을 심장에서 신체의 각 부위로 운반하는 역할을 합니다. 동맥 벽은 두꺼워 고압의 혈액이 빠르게 이동할 수 있도록 설계되어 있습니다. 특히 대동맥과 같은 주요 동맥은 심장에서 나오는 혈액을 직접 받아 전신으로 분배하는 중요한 통로입니다. 하지만 동맥이 좁아지거나 막히면 이 통로가 차단되면서 혈액이 제대로 흐르지 않게 됩니다. 이로 인해 혈액을 공급받지 못한 조직은 영양분과 산소가 결핍되어 기능을 잃게 되며, 최악의 경우 조직 괴사가 발생할 수 있습니다. 특히 동맥경화증과 같은 질환은 동맥 내부에 콜레스테롤이 쌓여 혈류를 막는 주요 원인입니다. 동맥이 막히면 심장, 뇌, 사지 등 다양한 부위에서 혈액 공급 부족으로 인한 문제가 발생할 수 있습니다.

정맥은 산소가 고갈된 혈액을 다시 심장으로 돌려보내는 역할을 합니다. 정맥은 동맥보다 압력이 낮기 때문에, 혈액이 다시 심장으로 돌아가기 위해서는 정맥의 기능이 매우 중요합니다. 특히 다리와 같은 신체 말단 부위에서는 중력을 거슬러 혈액이 심장으로 이동해야 하므로, 정맥 내에는 판막이라는 구조가 있어 혈액이 역류하지 않도록 합니다. 그러나 정맥의 기능이 약해지면 혈액이 제대로 흐르지 못해 정맥류나 심부정맥 혈전증과 같은 질환이 발생할 수 있습니다. 정맥 내에 혈액이 고이거나 역류할 경우, 다리나 발의 혈액 순환이 저하되어 부종과 통증이 생기고, 장기적으로는 심장으로 돌아가는 혈류량이 줄어 심장에 부담을 주기도 합니다.

혈관 중에서도 가장 미세한 구조를 가진 모세혈관은 동맥과 정맥을 연결하며, 각 세포로 산소와 영양분을 전달하는 최종 단계에서 중요한 역할을 합니다. 모세혈관은 매우 얇고 작은 혈관으로, 신체 곳곳의 세포와 직접적으로 연결되어 있습니다. 이곳에서 산소가 세포로 전달되고, 세포에서 발생한 이산화탄소와 노폐물이 혈액으로 돌아갑니다. 모세혈관의 기능이 저하되면 세포는 제대로 된 영양 공급을 받지 못하고, 노폐물도 적절히 배출되지 못하게 됩니다. 이러한 현상은 특히 당뇨병 환자에게서 흔하게 나타나는 문제로, 당뇨병으로 인해 미세혈관이 손상되면 당뇨병성 망막증이나 신경병증 같은 합병증이 발생할 수 있습니다. 즉, 혈액 순환의 가장 말단을 책임지는 모세혈관이 제대로 기능하지 못하면 신체 각 부분에서 미세한 손상이 누적되며, 이는 궁극적으로 전신 건강에 부정적인 영향을 미칩니다.

혈액 순환이 중요한 또 다른 이유는 체온 조절에 있습니다. 혈관은 체온을 조절하는 데 중요한 역할을 하며, 혈액 순환이 원활하지 않으면 체온 조절이 어려워집니다. 예를 들어, 추운 환경에서는 피부의 혈관이 수축하여 체내 열이 빠져나가는 것을 막고, 더운 환경에서는 혈관이 확장되어 체내의 열을 방출하게 됩니다. 이러한 체온 조절 과정은 혈관의 수축과 확장을 통해 이루어지며, 혈액 순환이 제대로 이루어지지 않으면 체온 조절 능력이 떨어져 저체온증이나 열사병과 같은 위험한 상황에 노출될 수 있습니다.

혈액 순환은 면역 기능에도 중요한 역할을 합니다. 백혈구와 같은 면역 세포는 혈액을 통해 이동하며, 몸 안의 병원체와 싸우는 데 중요한 역할을 합니다. 면역 세포들이 필요한 곳에 신속히 도착하려면 혈액 순환이 원활해야 합니다. 하지만 혈액 순환이 원활하지 않으면 면역 세포들이 제 시간에 도착하지 못해 감염에 대한 방어 능력이 떨어집니다. 예를 들어, 상처가 났을 때 혈액이 제대로 공급되지 않으면 상처 부위에 필요한 면역 세포들이 제때 도착하지 못해 상처 회복이 늦어지고, 감염 위험이 높아질 수 있습니다. 혈액 순환이 건강한 사람은 상처가 빨리 낫고, 감염에 대한 저항력이 강한 반면, 순환이 좋지 않은 사람은 상처 치유 과정이 느리거나 합병증을 겪기 쉽습니다.

혈액 순환의 또 다른 중요한 역할은 호르몬 전달입니다. 내분비계에서 분비된 호르몬은 혈액을 통해 몸 전체에 퍼져 각종 생리적 과정을 조절합니다. 예를 들어, 인슐린은 혈액을 통해 신체 여러 부위에 전달되어 혈당을 조절하며, 성호르몬은 생식기능과 관련된 여러 과정을 조절합니다. 하지만 혈액 순환이 원활하지 않으면 이러한 호르몬 전달 과정이 제대로 이루어지지 않으며, 이로 인해 대사 장애나 호르몬 불균형이 발생할 수 있습니다. 특히 당뇨병 환자의 경우 인슐린 전달에 문제가 생기면 혈당 조절이 어려워지며, 체내 대사 기능이 원활하게 이루어지지 않습니다.

결국, 혈액 순환은 신체의 모든 생리적 과정에 필수적인 요소로 작용합니다. 혈관이 건강하고 혈액 순환이 원활할 때 신체는 정상적으로 기능하며, 각종 질환에 대한 저항력도 강해집니다. 반면, 혈액 순환이 원활하지 않으면 몸 곳곳에서 문제가 발생하며, 이는 만성적인 질병으로 발전할 수 있습니다. 혈액 순환의 중요성을 인식하고 이를 유지하기 위해서는 규칙적인 운동, 균형 잡힌 식단, 스트레스 관리 등이 필수적입니다. 혈관이 건강해야 혈액이 원활하게 흐르고, 이를 통해 신체가 최상의 상태를 유지할 수 있습니다.

건강한 혈관이 노화 속도를 늦추는 이유

건강한 혈관은 노화 속도를 늦추는 데 중요한 역할을 합니다. 혈관은 신체 곳곳에 산소와 영양분을 공급하는 통로이며, 세포가 정상적으로 기능하기 위해 필수적인 요소입니다. 혈관이 건강하다는 것은 혈액이 원활하게 흐른다는 것을 의미하며, 이는 신체 전반에 걸쳐 세포와 조직이 적절한 영양을 공급받고, 노폐물이 효율적으로 제거된다는 뜻입니다. 이러한 과정은 신체가 오래도록 건강을 유지하고, 노화 속도를 늦추는 데 기여합니다.

노화는 기본적으로 세포가 손상되고 재생 능력이 떨어지면서 발생하는 현상입니다. 세포가 손상되고 회복되지 않으면, 신체는 점점 쇠약해지며 외적으로는 주름이 생기고, 내적으로는 다양한 기능 저하가 나타납니다. 그러나 건강한 혈관은 이 과정에서 중요한 차이를 만들어냅니다. 혈관이 원활하게 기능하면 세포에 충분한 산소와 영양이 공급되고, 세포 손상을 최소화하며 재생을 촉진할 수 있습니다. 즉, 혈액순환이 원활하면 세포가 손상될 때 그 회복 속도가 빨라져, 결과적으로 노화가 느려지게 되는 것입니다.

특히, 피부 노화와 혈관 건강은 밀접한 관련이 있습니다. 피부는 신체에서 가장 큰 장기로, 그 세포들이 지속적으로 새로운 세포로 교체되면서 외부 환경으로부터 신체를 보호합니다. 그러나 혈관이 건강하지 못하면 피부에 필요한 산소와 영양분이 제대로 공급되지 않게 되고, 결과적으로 피부 세포의 재생이 느려지게 됩니다. 이는 주름, 탄력 저하, 건조함 등의 노화 징후로 나타납니다. 반대로, 혈액순환이 원활할 때는 피부에 충분한 산소와 영양이 공급되어 세포 재생이 활발하게 이루어지며, 피부는 더 오래 동안 건강하고 탄력 있는 상태를 유지할 수 있습니다.

뇌 건강에서도 혈관의 상태는 매우 중요합니다. 뇌는 산소 소비량이 많은 기관으로, 뇌로 충분한 혈액이 공급되지 않으면 뇌세포가 빠르게 손상되고 기능 저하가 발생할 수 있습니다. 뇌졸중이나 뇌혈관 질환은 뇌로 가는 혈류가 부족할 때 발생하는 대표적인 질환입니다. 혈관이 건강할수록 뇌는 충분한 산소와 영양분을 공급받고, 그 결과로 뇌세포의 손상을 막으며, 인지 기능 저하를 예방할 수 있습니다. 이는 노화와 관련된 치매나 알츠하이머 같은 질환의 발병 위험을 줄이는 데도 기여합니다. 건강한 혈관은 뇌세포가 손상되지 않도록 보호하며, 인지 기능을 오랫동안 유지하게 해 노화 속도를 늦추는 중요한 역할을 합니다.

혈관 건강이 노화 속도에 미치는 또 다른 중요한 이유는 항염증 효과입니다. 노화의 주요 원인 중 하나는 만성적인 염증 상태인데, 염증은 조직과 세포의 손상을 가속화하고, 이로 인해 노화가 빨라지게 만듭니다. 혈관이 건강할 때, 염증 반응은 더 잘 조절되고, 몸 전체의 염증 수준을 낮출 수 있습니다. 혈관이 손상되거나 기능이 저하되면 염증이 더 쉽게 발생하고, 이는 세포 손상과 조직 노화를 촉진합니다. 반면, 건강한 혈관은 염증을 줄이고, 세포 손상을 억제하며, 결과적으로 노화 과정을 늦추는 데 중요한 역할을 합니다.

또한, 혈관 건강은 근육과 관절의 노화 속도에도 영향을 미칩니다. 나이가 들면서 근육량과 근력이 감소하는 현상은 일반적인 노화의 징후 중 하나입니다. 그러나 건강한 혈액순환은 근육에 산소와 영양분을 충분히 공급하고, 운동 중 발생하는 노폐물을 빠르게 제거해 근육의 기능을 유지하는 데 도움을 줍니다. 이는 근육의 회복력을 높여주고, 관절의 염증을 줄이며, 더 오랫동안 신체가 활발히 움직일 수 있게 합니다. 특히, 운동 후 근육이 빠르게 회복되면 노화로 인한 근력 감소를 늦출 수 있으며, 건강한 노년 생활을 유지하는 데 큰 도움이 됩니다.

노화와 함께 오는 심혈관 질환의 위험 역시 혈관 건강에 크게 좌우됩니다. 심혈관계는 전신에 혈액을 공급하는 중요한 역할을 하며, 이 과정에서 혈관이 제 역할을 하지 못하면 심장에 무리가 가고, 혈액 순환이 원활하지 않아 다양한 합병증이 발생할 수 있습니다. 혈관이 좁아지거나 막히면 고혈압, 동맥경화, 심부전과 같은 질환이 발생하고, 이러한 질환들은 모두 노화 과정을 가속화하는 원인이 됩니다. 반면에, 혈관이 건강하면 혈압이 안정적으로 유지되고, 심장이 부담 없이 혈액을 펌프질할 수 있으며, 이로 인해 신체는 더 오래 건강을 유지할 수 있습니다.

마지막으로, 혈관 건강은 장기적인 에너지 공급에도 중요한 역할을 합니다. 혈관은 각 장기로 필요한 영양분과 산소를 전달하는 통로이므로, 혈관이 건강할 때 신체는 에너지를 적절히 공급받을 수 있습니다. 반대로, 혈관이 손상되면 에너지 공급이 원활하지 못해 세포와 조직이 피로해지고, 이는 전신적인 피로감과 무기력함을 유발할 수 있습니다. 이러한 상태는 노화를 촉진하며, 신체의 활력을 빠르게 잃게 만듭니다. 건강한 혈관은 에너지 대사를 원활하게 하고, 신체를 더 오래 활기차고 젊게 유지하는 데 기여합니다.

2장
혈관 건강의 숨은 주역: 내피세포

내피세포란 무엇인가?

　내피세포(endothelial cell)는 혈관의 내벽을 구성하는 얇은 세포 층으로, 혈관의 구조적 안정성을 유지하고 혈액과 조직 사이의 물질 교환을 조절하는 중요한 역할을 합니다. 이 세포들은 동맥, 정맥, 모세혈관 등 모든 종류의 혈관 내벽을 덮고 있으며, 혈관계의 다양한 기능을 수행하는 핵심 요소입니다. 내피세포는 단순히 물리적인 장벽 이상의 역할을 하며, 혈액 순환, 혈압 조절, 염증 반응, 혈액 응고 등의 여러 생리적 과정에 깊이 관여합니다.

먼저 내피세포의 주요 기능 중 하나는 혈관의 투과성을 조절하는 것입니다. 내피세포는 혈액과 주변 조직 사이의 물질 교환을 조절하는 역할을 합니다. 영양소, 산소, 이산화탄소와 같은 필수 물질들이 혈액에서 조직으로 이동하거나, 반대로 노폐물이 혈액으로 배출되는 과정은 내피세포를 통해 이루어집니다. 내피세포는 선택적으로 물질을 통과시켜 필요한 물질만이 조직으로 전달되고, 해로운 물질이 차단되도록 합니다. 이로 인해 신체 각 부위가 적절한 환경을 유지하며 기능을 수행할 수 있게 됩니다.

또한, 내피세포는 혈압 조절에도 중요한 역할을 합니다. 혈관 내피세포는 혈관의 확장과 수축을 조절하는 신호를 보냄으로써 혈압을 조절합니다. 내피세포는 산화질소와 같은 물질을 생성하는데, 이 물질은 혈관을 확장시켜 혈류를 원활하게 만들고 혈압을 낮추는 역할을 합니다. 반대로, 혈관을 수축시키는 신호도 내피세포에서 생성되며, 이로 인해 혈압이 높아질 수 있습니다. 내피세포가 건강할 때는 이러한 확장과 수축 기능이 균형을 이루지만, 내피세포가 손상되면 혈관의 확장 기능이 저하되어 고혈압과 같은 문제로 이어질 수 있습니다.

내피세포는 혈액 응고 과정에도 중요한 역할을 합니다. 정상적인 상태에서는 내피세포가 혈관 내부를 매끄럽게 유지하여 혈액이 원활하게 흐르도록 돕습니다. 그러나 혈관이 손상되거나 염증이 발생하면 내피세포는 혈액 응고 인자를 활성화하여 손상된 부위를 막습니다. 이 과정은 지혈(hemostasis)이라고 불리며, 출혈을 막기 위해 필수적인 과정입니다. 하지만 내피세포의 기능이 이상을 보이면, 혈전이 과도하게 생성되어 혈액 순환을 방해하고, 심각한 질환으로 이어질 수 있습니다. 예를 들어, 동맥경화증 환자의 경우 손상된 내피세포가 혈전 생성을 촉진해 심장마비나 뇌졸중의 위험을 증가시킬 수 있습니다.

내피세포는 염증 반응에서도 핵심적인 역할을 합니다. 염증이 발생하면 내피세포는 백혈구가 손상된 조직으로 이동할 수 있도록 돕습니다. 내피세포는 혈관 벽을 통해 면역 세포들이 쉽게 통과할 수 있도록 혈관의 투과성을 일시적으로 높여 염증 부위로의 세포 이동을 촉진합니다. 이를 통해 손상된 부위가 빠르게 회복될 수 있도록 지원합니다. 그러나 염증 반응이 과도하거나 장기화되면 내피세포의 기능이 손상되고, 이로 인해 만성 염증이 발생할 수 있습니다. 만성 염증은 내피세포 손상을 촉진하고, 동맥경화증과 같은 혈관 질환의 원인이 될 수 있습니다.

내피세포의 또 다른 중요한 기능은 신생혈관 형성(angiogenesis)입니다. 이는 새로운 혈관이 형성되는 과정으로, 상처 회복이나 조직 재생에 중요한 역할을 합니다. 내피세포는 혈관이 부족한 부위에 새로운 혈관을 만들어 혈액 공급을 개선하며, 세포의 성장을 촉진합니다. 신생혈관 형성은 암과 같은 질병에서도 중요한 역할을 합니다. 암세포는 빠르게 성장하기 위해 더 많은 혈액을 필요로 하며, 이를 위해 신생혈관 형성을 촉진시킵니다. 그러나 이러한 과정이 통제되지 않으면 암이 더 빨리 전이되고, 건강한 조직까지 손상시킬 수 있습니다. 따라서 내피세포가 신생혈관 형성을 조절하는 과정은 매우 중요한 생리적 기능입니다.

내피세포는 또한 산화 스트레스에 민감합니다. 산화 스트레스는 체내 활성산소종(reactive oxygen species, ROS)이 과도하게 축적될 때 발생하며, 이는 내피세포를 손상시키는 주요 원인 중 하나입니다. 활성산소는 세포의 DNA와 단백질을 손상시켜 세포 기능을 저하시킵니다. 내피세포가 활성산소에 의해 손상되면 혈관 기능이 저하되고, 이는 동맥경화증, 고혈압, 당뇨병과 같은 만성 질환으로 이어질 수 있습니다. 반대로, 내피세포는 산화 스트레스를 완화하는 항산화 물질을 분비하여 활성산소로부터 스스로를 보호할 수 있습니다. 그러나 노화나 만성 질환으로 인해 항산화 능력이 약화되면 내피세포는 손상을 입기 쉬워지고, 이로 인해 혈관 질환이 더욱 가속화됩니다.

또한 내피세포는 혈관 내 면역 반응에서 중요한 역할을 합니다. 혈액 내 병원체가 침투하거나 염증이 발생할 경우, 내피세포는 면역세포를 동원해 병원체와 싸우도록 돕습니다. 내피세포는 신체 내 면역 세포들이 감염 부위에 신속히 도착할 수 있도록 통로를 제공하며, 염증 반응을 조절하여 필요 이상의 손상이 발생하지 않도록 합니다. 이와 같은 기능을 통해 내피세포는 신체의 면역 방어 체계를 유지하는 데 중요한 역할을 담당합니다.

내피세포 손상이 미치는 영향

내피세포 손상은 혈관의 건강에 심각한 영향을 미치며, 이는 다양한 만성 질환과 혈관 관련 문제의 중요한 원인으로 작용합니다. 내피세포는 혈관의 내벽을 형성하는 얇은 세포층으로, 혈액의 흐름을 조절하고 물질 교환, 혈압 조절, 염증 반응 관리, 혈액 응고 등을 담당합니다. 내피세포가 손상되면 이러한 기능들이 제대로 작동하지 않게 되어, 심혈관계뿐만 아니라 신체 전반에 걸쳐 여러 문제를 일으킬 수 있습니다.

내피세포 손상의 첫 번째 주요 영향은 동맥경화증의 발생입니다. 동맥경화증은 동맥벽에 지방, 콜레스테롤, 기타 물질들이 축적되어 혈관이 좁아지거나 막히는 질환입니다. 내피세포가 손상되면, 혈관 벽의 보호 기능이 약화되고 콜레스테롤과 같은 물질들이 혈관 내벽에 쉽게 침투할 수 있게 됩니다. 이 과정에서 백혈구와 같은 면역 세포들이 염증 반응을 일으키고, 결국 동맥에 플라크가 형성됩니다. 플라크는 혈관을 좁히고, 혈액의 흐름을 방해하며, 시간이 지나면서 심장마비나 뇌졸중과 같은 치명적인 결과로 이어질 수 있습니다.

동맥경화증은 주로 고혈압과 연관이 있으며, 내피세포 손상이 고혈압을 악화시키는 중요한 요인으로 작용합니다. 내피세포는 혈관을 확장시키는 신호 물질인 산화질소를 생성하는데, 내피세포가 손상되면 질산화물 생성이 감소하게 됩니다. 질산화물은 혈관을 이완시켜 혈압을 낮추는 역할을 하지만, 내피세포가 제 기능을 하지 못하면 혈관이 수축된 상태가 지속되어 고혈압이 발생합니다. 고혈압이 장기화되면 혈관 벽에 지속적인 압력이 가해져 내피세포 손상이 더욱 심화되며, 이는 악순환을 일으켜 심혈관계 질환의 위험을 크게 증가시킵니다.

또한, 내피세포 손상은 혈액 응고 시스템에 부정적인 영향을 미칩니다. 정상적으로 내피세포는 혈관 내부를 매끄럽게 유지해 혈액이 원활히 흐르도록 돕습니다. 하지만 내피세포가 손상되면 혈관 벽에 손상 부위가 생기고, 이곳에서 혈소판이 응집되어 혈전을 형성할 수 있습니다. 혈전은 혈관을 막아 혈류를 차단하며, 심장, 뇌, 폐 등 중요한 장기에 혈액 공급을 방해할 수 있습니다. 이로 인해 심장마비, 뇌졸중, 폐색전증 같은 치명적인 질환이 발생할 위험이 커집니다. 특히, 내피세포 손상이 반복적으로 일어나면 혈전이 지속적으로 형성되어 혈액 순환을 방해하고, 혈전이 혈관을 완전히 막아 급성 질환으로 발전할 수 있습니다.

내피세포 손상은 염증 반응의 활성화에도 큰 영향을 미칩니다. 염증은 신체가 손상된 조직을 복구하고 외부 침입자로부터 방어하는 자연스러운 과정이지만, 만성적인 염증은 내피세포 손상을 가속화하고 혈관 질환의 발병을 촉진할 수 있습니다. 내피세포가 손상되면 면역 반응이 과도하게 활성화되며, 혈관 벽에서 염증 반응이 지속적으로 일어나 동맥경화증을 촉진합니다. 이러한 염증은 혈관 내벽의 탄력을 저하시켜 혈관을 딱딱하게 만들고, 결과적으로 혈류를 방해하게 됩니다. 이 과정은 전신에 걸쳐 혈관 질환의 위험을 높이며, 특히 심장과 뇌로 가는 주요 혈관에 염증이 발생하면 심각한 합병증으로 이어질 수 있습니다.

내피세포 손상은 미세혈관에서 큰 문제를 일으킵니다. 내피세포는 동맥과 정맥을 연결하는 미세혈관에서도 중요한 역할을 합니다. 미세혈관은 신체의 말단부에서 영양분과 산소를 세포에 전달하고, 노폐물을 제거하는 중요한 기능을 수행합니다. 하지만 내피세포가 손상되면 이 과정이 원활하게 이루어지지 못해 세포가 필요한 영양분을 공급받지 못하거나, 노폐물이 제대로 배출되지 않게 됩니다. 이러한 현상은 특히 당뇨병 환자에게서 자주 나타납니다. 당뇨병 환자의 내피세포는 고혈당으로 인해 손상되기 쉬운데, 이로 인해 당뇨병성 망막병증, 신장 질환, 신경병증 등 미세혈관 합병증이 발생할 수 있습니다.

내피세포 손상은 신장 기능에 직접적인 영향을 미칩니다. 신장은 혈액을 걸러내고 노폐물을 제거하는 기능을 수행하는 기관으로, 내피세포가 손상되면 신장 내 혈관이 막히거나 좁아져 혈액이 원활히 흐르지 못하게 됩니다. 특히 고혈압이나 당뇨병과 같은 만성 질환이 있는 경우, 내피세포 손상으로 인해 신장으로 가는 혈류가 감소하여 신부전으로 이어질 수 있습니다. 신장은 체내 수분 균형을 조절하고, 혈압을 유지하는 데 중요한 역할을 하므로, 신장 기능이 저하되면 전신 건강에 큰 영향을 미칩니다.

또한, 내피세포 손상은 신경계에도 영향을 미칠 수 있습니다. 뇌로 가는 혈관 내피세포가 손상되면 뇌졸중 위험이 증가하며, 뇌로 가는 혈액 공급이 차단되어 뇌세포가 손상될 수 있습니다. 이는 언어 장애, 운동 능력 상실, 심각한 경우 사망으로 이어질 수 있는 위험한 상태입니다. 또한, 만성적인 내피세포 손상은 뇌혈류의 감소를 초래하여 알츠하이머병이나 치매와 같은 인지 기능 저하 질환의 발병 가능성을 높입니다.

내피세포 손상이 장기적으로 지속되면 노화 과정이 가속화될 수 있습니다. 혈액이 신체 각 부위로 원활하게 공급되지 않으면, 세포가 충분한 산소와 영양을 공급받지 못해 재생 능력이 떨어지게 됩니다. 이는 주름, 피부 탄력 저하, 신체 기능 저하 등 노화의 외적, 내적 징후로 이어집니다. 또한 내피세포 손상으로 인해 만성 염증이 발생하면 노화 과정이 더욱 빨라지며, 신체 전반의 건강이 빠르게 악화될 수 있습니다.

동맥경화란?

동맥경화(atherosclerosis)는 동맥의 벽에 지방, 콜레스테롤, 칼슘, 그리고 다른 세포 찌꺼기들이 쌓여서 플라크를 형성하고, 이로 인해 혈관이 좁아지거나 경직되는 질환입니다. 동맥은 산소가 풍부한 혈액을 심장에서 신체의 각 부위로 운반하는 중요한 통로인데, 동맥경화가 발생하면 이 통로가 좁아지거나 막히면서 혈류가 원활하지 않게 됩니다. 동맥경화는 매우 서서히 진행되며, 초기에는 뚜렷한 증상이 없지만, 시간이 지남에 따라 심각한 합병증을 유발할 수 있는 질환입니다.

동맥경화는 주로 동맥의 내피세포라는 얇은 세포층에서 시작됩니다. 내피세포는 혈관의 내벽을 덮고 있어 혈액이 매끄럽게 흐르도록 도와줍니다. 그러나 내피세포가 손상되면, 혈액 속의 지질(지방)이나 콜레스테롤과 같은 물질들이 내피세포 아래로 침투하게 됩니다. 이 물질들은 동맥벽에 쌓여 플라크를 형성하고, 이로 인해 혈관의 통로가 점점 좁아지게 됩니다. 시간이 지남에 따라 이러한 플라크가 점점 더 커지면 혈액이 충분히 흐르지 못하고, 심장, 뇌, 신장 등 주요 장기에 산소와 영양분이 제대로 공급되지 않게 됩니다.

플라크는 단순히 동맥을 좁히는 것에서 그치지 않고, 동맥의 유연성을 감소시킵니다. 건강한 동맥은 심장이 박동할 때마다 늘어나고 줄어들면서 혈액을 효율적으로 전달할 수 있는 탄력성을 가지고 있습니다. 그러나 플라크가 쌓이면 동맥이 딱딱해지면서 이런 탄력성이 떨어지게 됩니다. 그 결과, 심장은 더 많은 힘을 들여 혈액을 펌프질해야 하고, 이는 혈압을 상승시키며 동맥과 심장에 추가적인 부담을 주게 됩니다.

동맥경화의 또 다른 위험한 측면은 플라크의 파열입니다. 플라크는 시간이 지나면서 혈관 내벽에 단단히 붙어있을 수도 있지만, 때로는 불안정해져 파열될 수도 있습니다. 플라크가 파열되면 혈관 벽에 혈전(피떡)이 생기고, 이 혈전이 동맥을 완전히 막을 수 있습니다. 이러한 막힘은 심장이나 뇌로 가는 혈류를 급격히 차단하여, 심근경색이나 뇌졸중과 같은 치명적인 상태로 이어질 수 있습니다. 심장으로 가는 주요 동맥이 막히면 심장 근육이 산소를 공급받지 못해 손상되거나 죽게 되고, 뇌로 가는 동맥이 막히면 뇌세포가 손상되거나 사망에 이를 수 있습니다.

동맥경화는 신체의 모든 동맥에서 발생할 수 있으며, 발생 부위에 따라 다양한 증상과 질환을 일으킵니다. 예를 들어, 심장으로 가는 관상동맥에 동맥경화가 발생하면 관상동맥질환으로 이어질 수 있습니다. 이는 협심증(가슴 통증)을 유발하거나 심근경색으로 이어질 수 있는 심각한 질환입니다. 또한, 뇌로 가는 동맥이 좁아지거나 막히면 뇌졸중의 원인이 될 수 있으며, 다리나 팔과 같은 말초 부위로 가는 동맥에 동맥경화가 생기면 말초

동맥질환을 초래하여, 다리 통증이나 심한 경우 괴사와 같은 심각한 결과를 일으킬 수 있습니다.

동맥경화는 만성적인 질환으로, 매우 서서히 진행되기 때문에 초기에는 거의 증상이 나타나지 않습니다. 그 결과, 많은 사람들이 질환이 상당히 진행될 때까지 자신의 상태를 알지 못하는 경우가 많습니다. 하지만 동맥이 일정 이상 좁아지면 혈액 공급이 부족해져 증상이 나타날 수 있으며, 이는 혈관이 막히거나 플라크가 파열될 때 급격하게 나타날 수 있습니다. 대표적인 증상으로는 가슴 통증, 호흡 곤란, 다리나 팔의 통증, 뇌졸중의 초기 징후인 갑작스러운 마비나 언어 장애 등이 있습니다.

동맥경화는 노화 과정과도 깊은 관련이 있습니다. 나이가 들수록 동맥은 자연스럽게 탄력을 잃고, 플라크가 쌓이기 쉬워집니다. 그러나 동맥경화는 단순히 나이와 관련된 현상만이 아니라, 다양한 위험 요인들에 의해 발생할 수 있습니다. 동맥경화의 진행 속도와 심각성은 여러 가지 요인에 따라 달라지며, 그 중에서 생활 습관과 관련된 요인들이 가장 중요한 역할을 합니다.

동맥경화와 내피세포의 관계

동맥경화와 내피세포는 매우 밀접하게 연관되어 있으며, 내피세포의 손상은 동맥경화의 발병과 진행에 중요한 역할을 합니다. 내피세포는 동맥의 가장 안쪽을 덮고 있는 얇은 세포층으로, 혈관 내벽을 보호하고 혈액이 원활하게 흐르도록 돕는 중요한 역할을 합니다. 그러나 내피세포가 손상되거나 기능을 상실하면 동맥경화의 초기 단계를 촉발하고, 이로 인해 혈관 벽에 플라크가 축적되면서 혈관이 좁아지거나 딱딱해지는 질환인 동맥경화가 발생하게 됩니다.

내피세포는 정상적으로 혈관 내벽을 매끄럽게 유지하면서 혈액이 저항 없이 흐를 수 있도록 합니다. 또한, 내피세포는 혈관 확장과 수축을 조절하는 신호 물질을 분비해 혈압을 조절하고, 면역 반응과 염증 반응을 관리하는 역할도 담당합니다. 특히 내피세포는 산화질소와 같은 물질을 생성하는데, 이 물질은 혈관을 이완시켜 혈액이 원활하게 흐를 수 있도록 도와줍니다. 산화질소는 혈관 건강을 유지하는 데 매우 중요한 역할을 하며, 내피세포가 건강할 때는 이러한 혈관 확장 기능이 원활하게 이루어집니다.

그러나 다양한 원인에 의해 내피세포가 손상되면 동맥경화가 시작될 수 있습니다. 내피세포가 손상되는 주된 요인으로는 고혈압, 고지혈증, 흡연, 당뇨병, 그리고 염증 반응이 있습니다. 내피세포가 손상되면 혈관 벽이 더 이상 매끄럽지 않게 되어 혈액 속의 콜레스테롤과 같은 물질들이 혈관 내벽으로 쉽게 침투하게 됩니다. 이 물질들은 내피세포 아래에 쌓여 플라크를 형성하게 되며, 이것이 동맥경화의 첫 단계입니다.

내피세포 손상이 동맥경화의 첫 단계인 이유는 콜레스테롤과 지방질이 내피세포의 손상된 부분에 침투하여 축적되기 때문입니다. 혈액 속에 있는 LDL-콜레스테롤이 내피세포 아래에 축적되면, 산화된 LDL은 염증 반응을 유발하고, 그 결과 백혈구와 같은 면역세포들이 동맥벽으로 이동해 더 많은 염증을 일으킵니다. 이 과정에서 면역세포들이 활성화되면 거품 세포(foam cell)라는 특수한 세포가 형성되며, 이는 플라크 형성의 기초를 다집니다. 시간이 지나면서 이 플라크가 점점 커지고, 혈관 내벽에 돌출된 상태로 남아 혈액 흐름을 방해하게 됩니다.

플라크가 형성되면 동맥은 점차 탄력성을 잃고 경직됩니다. 내피세포가 손상되지 않은 건강한 상태에서는 혈관이 심장의 박동에 맞춰 확장되고 수축하는 능력을 유지할 수 있지만, 내피세포가 손상된 후에는 혈관이 딱딱해져 심장의 펌프 작용을 흡수할 수 없게 됩니다. 이로 인해 혈압이 상승하고, 심장은 더 많은 힘을 들여 혈액을 펌프질해야 하며, 결과적으로 고혈압이 발생할 수 있습니다. 고혈압은 다시 내피세포에 손상을 주어 동맥경화를 더욱 악화시키는 악순환을 일으킵니다.

또한, 내피세포 손상은 염증 반응을 더욱 촉진하는데, 이는 동맥경화를 가속화하는 중요한 요소입니다. 내피세포가 손상되면 면역 반응이 과도하게 활성화되어 혈관 내벽에서 염증이 지속적으로 발생합니다. 이는 플라크가 더 빨리 성장하게 만들며, 혈관을 좁히는 과정을 가속화시킵니다. 만성적인 염증은 혈관벽을 더욱 손상시키고, 플라크가 더 쉽게 파열될 수 있는 상태로 만듭니다.

특히, 플라크가 파열되면 더욱 위험한 상태가 됩니다. 불안정한 플라크가 파열되면 혈관벽에 혈전이 형성되어 혈액의 흐름을 급격히 차단할 수 있습니다. 이러한 혈전은 심장으로 가는 주요 동맥을 막으면 심근경색을 일으키고, 뇌로 가는 혈관을 차단하면 뇌졸중을 유발할 수 있습니다. 이러한 심각한 합병증은 동맥경화의 주요한 결과이며, 내피세포 손상과 플라크 파열이 그 핵심적 원인입니다.

동맥경화와 내피세포의 관계에서 중요한 또 다른 요소는 산화 스트레스입니다. 내피세포는 활성산소와 같은 산화 스트레스로 인해 쉽게 손상될 수 있으며, 이는 플라크 형성을 촉진합니다. 산화 스트레스는 체내에서 발생하는 불안정한 분자들이 세포를 공격하면서 생기는 것으로, 내피세포를 손상시키고 염증을 유발하는 주요 원인입니다. 산화 스트레스는 주로 흡연, 고지방 식단, 환경 오염 등의 요인에 의해 증가하며, 내피세포를 손상시켜 동맥경화를 더욱 악화시킵니다.

내피세포 손상과 동맥경화의 관계는 당뇨병과도 밀접한 연관이 있습니다. 당뇨병 환자는 혈당 수치가 높아 혈관 내벽에 손상을 주는 경향이 있습니다. 고혈당은 내피세포의 기능을 저하시키고, 산화 스트레스와 염증 반응을 촉진합니다. 또한, 당뇨병 환자는 종종 고혈압과 고지혈증을 동반하며, 이러한 요인들이 복합적으로 작용하여 내피세포 손상과 동맥경화를 가속화합니다.

> **3장**
> **내 혈관 상태 확인하는 방법**

일상에서 알 수 있는 징후들

일상생활에서 혈관 건강이 악화되고 있다는 신호는 종종 간과되기 쉽지만, 이러한 징후는 동맥경화나 심혈관계 질환이 이미 진행 중일 수 있음을 경고하는 중요한 단서입니다. 몸에서 나타나는 미묘한 변화를 인지하면 조기에 문제를 발견하고, 심각한 합병증을 예방할 수 있습니다.

흔한 피로감은 혈관 건강이 악화되고 있다는 경고 신호일 수 있습니다. 물론 피로는 일상생활에서 자주 경험할 수 있는 증상이지만, 만성적인 피로는 혈류가 원활하지 않다는 징후로 간주할 수 있습니다. 동맥이 좁아지거나 경직되면 신체의 중요한 장기나 근육에 충분한 산소와 영양분을 전달하지 못하게 됩니다. 이로 인해 평소보다 더 쉽게 피로를 느끼고, 일상적인 활동조차 버겁게 느껴질 수 있습니다. 특히, 장시간 서 있거나 걷는 등의 활동 중에 급격한 피로감을 느낀다면 이는 혈관에 문제가 있을 가능성을 시사할 수 있습니다.

다리나 발에서 무겁거나 찌릿한 느낌을 받는 경우도 혈관 건강이 나빠졌다는 중요한 신호입니다. 동맥경화가 다리로 가는 혈관에 영향을 미치면 혈액이 원활하게 흐르지 못해 근육이 충분한 산소를 공급받지 못하게 됩니다. 이로 인해 다리에 통증이 나타나며, 특히 걷거나 운동을 할 때 통증이 더 심해지는 경우가 많습니다. 이러한 증상은 휴식을 취하면 나아지지만, 이는 단순한 피로가 아니라 혈관이 좁아지거나 막혔을 때 발생하는 특징적인 증상일 수 있습니다. 특히, 다리가 자주 저리고, 무겁거나 피곤한 느낌이 지속된다면 말초동맥질환의 초기 증상일 수 있습니다.

손발이 자주 차갑거나 저림 증상을 겪는 경우도 혈관 건강이 좋지 않다는 경고 신호일 수 있습니다. 이는 혈액순환이 원활하지 않아 발생하는 현상으로, 손과 발 같은 말초 부위로 혈액이 충분히 공급되지 못할 때 나타납니다. 손발이 자주 차갑거나 저리면 말초 동맥이 좁아졌거나 경직되었을 가능성이 있으며, 이러한 상태가 지속되면 더 심각한 혈관 질환으로 이어질 수 있습니다. 특히 겨울철에 손발이 쉽게 차가워지고 저린다면 혈관의 탄력이 떨어져 혈액이 충분히 공급되지 않는 상황일 수 있습니다.

가슴이 조이는 듯한 통증도 혈관 상태가 좋지 않다는 중요한 경고 신호 중 하나입니다. 가슴 통증은 동맥경화로 인해 심장으로 가는 혈류가 부족해지면서 발생할 수 있습니다. 운동이나 스트레스를 받을 때 가슴이 조이거나 무거워지는 느낌은 협심증의 전형적인 증상으로, 이는 심장에 필요한 산소가 충분히 공급되지 않기 때문에 나타납니다. 가슴 통증이 일시적이라 하더라도 반복적으로 발생한다면 이는 관상동맥이 좁아지거나 막혀 있다는 신호일 수 있으며, 심각한 심혈관 질환으로 발전할 가능성이 큽니다.

호흡 곤란 역시 혈관 건강이 나빠지고 있다는 신호 중 하나입니다. 혈관이 좁아지면 산소가 충분히 공급되지 않기 때문에 호흡이 어려워질 수 있습니다. 특히, 운동을 하거나 계단을 오를 때 숨이 가빠지고 호흡이 힘들어지면 혈액 순환에 문제가 있는 것으로 볼 수 있습니다. 이 증상은 심장이나 폐가 원활하게 산소를 공급받지 못해 발생할 수 있으며, 동맥경화로 인해 심장의 펌프 기능이 저하될 때 흔히 나타납니다.

심한 두통도 혈관 이상을 의심해볼 수 있는 중요한 증상입니다. 혈관이 좁아지거나 막히면 뇌로 가는 혈류가 원활하지 않게 되어 두통이 발생할 수 있습니다. 이와 함께 어지럼증이나 시야가 흐려지는 현상도 나타날 수 있으며, 이는 뇌로 가는 혈액 공급이 충분하지 않음을 시사하는 신호일 수 있습니다. 특히, 이러한 두통이 반복적이거나 갑작스럽게 발생한다면 동맥경화나 뇌혈관 질환의 초기 증상일 수 있습니다.

얼굴, 특히 눈 주위에 나타나는 황색판종(xanthelasma)은 고지혈증과 동맥경화의 징후일 수 있습니다. 이들은 피부 밑에 지방이 축적된 작은 노란색 반점으로 나타나며, 콜레스테롤 수치가 높은 사람들에게 흔히 발견됩니다. 이는 단순한 미용상의 문제가 아니라 체내 콜레스테롤 수치가 높고, 그로 인해 혈관 내벽에 플라크가 형성되고 있을 가능성을 나타냅니다. 황색판종은 특히 눈꺼풀 주위에 자주 나타나며, 이러한 증상이 보이면 콜레스테롤 수치를 검사하고 혈관 건강을 확인할 필요가 있습니다.

전신에 걸쳐 나타나는 부종도 혈액순환에 문제가 있다는 신호일 수 있습니다. 혈액이 원활하게 순환하지 않으면 체내에 체액이 정체되어 부종이 발생할 수 있습니다. 특히 발목이나 다리 부분에서 자주 발생하는 부종은 동맥경화나 심부전과 같은 심혈관 질환이 원인일 수 있으며, 이는 체액이 정체되어 혈관 주변에 압력을 가해 발생하는 현상입니다.

병원에서 받아야 하는 검사들, 혈액검사편

혈관 건강을 확인하는 중요한 방법 중 하나는 혈액검사를 통해 다양한 지표를 측정하는 것입니다. 이를 통해 혈당, 콜레스테롤, 중성지방, 염증 수치 등을 확인할 수 있으며, 이러한 정보는 동맥경화와 같은 심혈관계 질환의 위험을 조기에 파악하는 데 도움을 줍니다.

먼저, 공복혈당은 혈액 내 포도당 농도를 측정하는 검사로, 당뇨병의 유무를 판단하는 데 중요한 역할을 합니다. 공복 상태에서 측정된 혈당 수치는 혈관 건강을 평가하는 중요한 지표 중 하나입니다. 정상 범위는 100 mg/dL 미만이며, 이 수치를 넘어설 경우 당뇨전단계 또는 당뇨병을 의심할 수 있습니다. 공복혈당이 100-125 mg/dL일 경우 당뇨전단계로 의심되며, 126 mg/dL 이상이면 당뇨병이 의심됩니다. 고혈당 상태가 지속되면 혈관 내 염증이 증가하고, 동맥경화의 위험이 크게 높아집니다. 따라서, 공복혈당 검사는 혈당 조절 상태를 평가하고, 당뇨병이 있는지 여부를 파악하는 데 매우 유용한 검사입니다.

당화혈색소(HbA1c)는 혈당 조절 상태를 장기적으로 평가할 수 있는 중요한 지표입니다. 당화혈색소는 혈액 속 포도당이 적혈구의 혈색소와 결합한 정도를 측정하여 최근 2~3개월간의 평균 혈당을 반영합니다. HbA1c 수치가 높으면 장기간 혈당이 높았음을 의미하며, 이는 동맥경화의 위험을 높이는 요인입니다. 정상 범위는 5.6% 이하이며, 5.7-6.4%는 당뇨전단계로 간주되고, 6.5% 이상이면 당뇨병으로 진단할 수 있습니다. 당화혈색소 수치는 공복혈당과 함께 혈당 관리 상태를 종합적으로 평가하는 데 사용되며, 특히 장기적인 혈당 변동을 파악할 수 있는 유용한 도구입니다.

총콜레스테롤은 혈액 내에 존재하는 모든 콜레스테롤의 양을 측정하는 검사로, 수치가 높을수록 동맥경화의 위험이 커집니다. 콜레스테롤은 세포막과 호르몬 생성에 필수적인 성분이지만, 혈중 농도가 높으면 혈관 내벽에 축적되어 플라크를 형성하고 동맥경화를 촉진합니다. 총콜레스테롤 수치는 200 mg/dL 이하가 이상적이며, 이를 넘어설 경우 심혈관 질환의 위험이 증가합니다.

HDL-콜레스테롤은 "좋은 콜레스테롤"로 불리며, 혈관에서 콜레스테롤을 제거하여 간으로 이동시키는 역할을 합니다. HDL-콜레스테롤 수치가 높을수록 혈관 건강에 긍정적인 영향을 미치며, 동맥경화의 위험을 낮출 수 있습니다. 남성의 경우 40 mg/dL 이상, 여성의 경우 50 mg/dL 이상의 HDL 수치가 이상적입니다. 반면, HDL 수치가 낮으면 혈관 내에 콜레스테롤이 축적될 가능성이 커지므로 이를 높이는 것이 중요합니다.

LDL-콜레스테롤은 "나쁜 콜레스테롤"로 불리며, 혈관 내벽에 축적되어 플라크를 형성하고 동맥경화를 촉진하는 주요 요인입니다. LDL-콜레스테롤 수치가 높을수록 혈관 내 콜레스테롤 축적이 가속화되어 혈류가 제한되고, 심혈관 질환의 위험이 높아집니다. LDL-콜레스테롤 수치는 100 mg/dL 이하로 유지하는 것이 이상적이며, 특히 고위험군 환자의 경우 70 mg/dL 이하로 낮추는 것이 좋습니다.

중성지방은 혈액 내 지방의 일종으로, 에너지원으로 사용되지 않은 여분의 지방이 혈액 속에 남아 있는 상태를 나타냅니다. 중성지방 수치가 높으면 혈액이 끈적거려 혈류가 원활하지 않게 되고, LDL-콜레스테롤과 함께 동맥 내벽에 플라크를 형성하여 동맥경화의 위험을 증가시킵니다. 정상적인 중성지방 수치는 150 mg/dL 이하이며, 이보다 높으면 심혈관계 질환의 위험이 커집니다.

요산 수치는 체내 요산 대사를 반영하며, 혈중 요산 농도가 높아지면 혈관 건강에 악영향을 미칠 수 있습니다. 요산 수치가 높으면 고요산혈증으로 인한 염증 반응이 증가하고, 내피세포가 손상되어 동맥경화를 유발할 수 있습니다. 남성은 7.0 mg/dL 이하, 여성은 6.0 mg/dL 이하로 유지하는 것이 좋습니다. 요산 수치는 주로 통풍과 관련이 있지만, 염증 반응과 혈관 손상과도 연관이 있습니다.

C-반응성 단백(CRP)는 체내 염증 상태를 반영하는 중요한 지표로, 동맥경화와 심혈관계 질환의 위험을 평가하는 데 유용한 검사입니다. CRP 수치가 높으면 체내에 염증이 활성화되어 있음을 나타내며, 이는 혈관 내벽의 염증을 유발하고 동맥경화를 가속화할 수 있습니다. 고감도 CRP(hs-CRP) 검사는 만성 염증 상태를 확인하여 동맥경화 초기 단계에서 문제를 발견하는 데 중요한 역할을 합니다. CRP 수치가 높을수록 심혈관 질환의 위험이 커지므로 이를 조기에 관리하는 것이 중요합니다.

GGT(감마글루타밀전이효소)와 페리틴은 만성 염증을 간접적으로 나타내는 지표로, 혈관 건강 상태를 평가하는 데 중요한 역할을 합니다. GGT는 간 기능을 평가하는데 주로 사용되지만, 혈관 내 염증과 산화 스트레스 수준을 반영할 수 있습니다. GGT 수치가 높으면 내피세포에 손상이 발생할 가능성이 크며, 동맥경화의 위험이 증가합니다. 페리틴은 체내 철분 저장량을 나타내는 지표로, 이 수치가 높을수록 산화 스트레스가 증가해 혈관 건강이 악화될 수 있습니다.

혈액검사는 혈관 건강을 평가하고 동맥경화 위험을 조기에 발견하는 데 매우 중요한 역할을 합니다. 공복혈당, 당화혈색소, 콜레스테롤, 중성지방, CRP, GGT, 페리틴 등 다양한 지표를 통해 혈관 상태를 종합적으로 평가할 수 있으며, 이를 통해 동맥경화와 관련된 합병증을 예방하고 관리할 수 있습니다.

병원에서 받아야 하는 검사들, 영상검사편

 병원에서 혈관 건강을 평가하는 방법 중 영상검사는 동맥경화와 심혈관계 질환을 정확하게 진단하는 데 중요한 역할을 합니다. 혈액검사로 동맥경화의 위험도를 간접적으로 파악할 수 있지만, 영상검사는 실제로 동맥의 상태를 직접적으로 관찰할 수 있기 때문에 심혈관 질환을 조기에 발견하는 데 유용합니다. 여기에는 동맥 경직도 검사(PWV), 경동맥 초음파, 심장 CT와 같은 다양한 검사가 포함됩니다.

 PWV(동맥 경직도 검사)는 동맥의 경직 정도를 측정하는 방법으로, 동맥이 얼마나 딱딱해졌는지를 평가합니다. 동맥은 혈액을 심장에서 전신으로 운반하는 역할을 하며, 정상적으로는 탄력이 있어야 합니다. 하지만 동맥이 딱딱해지면 혈압이 높아지고, 동맥경화가 진행될 위험이 커집니다. PWV는 동맥을 따라 퍼지는 맥파의 속도를 측정하는 비침습적인 검사로, 속도가 빠를수록 동맥이 더 경직되어 있다는 것을 의미합니다. 이 검사를 통해 동맥경화가 얼마나 진행되었는지를 간단하게 평가할 수 있습니다.

 심장 CT는 관상동맥 상태를 평가하는 데 매우 유용한 영상검사입니다. 심장을 둘러싸고 있는 관상동맥에 플라크가 쌓이면서 동맥경화가 진행되면 심장으로 가는 혈액 공급이 제한되어 심근경색과 같은 심각한 심혈관 질환이 발생할 수 있습니다. 심장 CT는 조영제를 사용해 관상동맥을 선명하게 촬영할 수 있으며, 이를 통해 혈관의 좁아진 부위나 플라크의 축적 상태를 정확하게 파악할 수 있습니다. 이 검사는 관상동맥의 상태를 비침습적으로 확인할 수 있어 심장 질환 위험이 높은 사람들에게 중요한 진단 도구로 사용됩니다.

경동맥 초음파는 동맥경화를 진단하는 가장 대표적이고 용이한 영상검사입니다. 경동맥은 목을 지나 뇌로 혈액을 공급하는 중요한 동맥으로, 경동맥에 동맥경화가 발생하면 전신 동맥의 상태를 반영할 수 있습니다. 경동맥 초음파는 특히 비침습적으로, 쉽고 반복적으로 시행할 수 있어 접근성이 높습니다. 경동맥은 목 부근에서 피부 바로 아래에 위치해 있어 초음파를 통해 동맥의 상태를 정확하게 파악할 수 있습니다. 이 검사를 통해 내중막 두께를 측정하면 동맥경화 진행 상태를 평가할 수 있습니다.

경동맥은 뇌로 가는 중요한 혈액 통로이기 때문에, 경동맥에 문제가 생기면 뇌졸중과 같은 심각한 합병증으로 이어질 수 있습니다. 경동맥 초음파는 이러한 위험을 사전에 감지하고 예방할 수 있는 중요한 검사로, 혈관 상태를 확인하는 대표적인 방법입니다. 또한, 경동맥의 상태는 전신 동맥 상태를 반영하는 지표로서, 다른 부위의 동맥경화 위험도도 예측할 수 있다는 점에서 중요합니다.

경동맥 초음파는 단순히 목 부위의 동맥을 검사하는 데 그치지 않고, 전신 동맥 상태를 예측하는 데도 유용합니다. 경동맥은 큰 동맥 중 하나로, 피부 바로 밑에 위치해 있어 초음파 검사를 통해 정확하고 쉽게 동맥 상태를 파악할 수 있습니다. 동맥의 두께와 플라크 축적 여부를 확인함으로써 심혈관계 질환의 위험도를 조기에 평가할 수 있으며, 검사 과정이 비침습적이고, 방사선 노출 위험이 없으며, 빠르게 진행될 수 있어 환자에게 부담이 적습니다.

경동맥 초음파로 동맥경화증 진단하기

경동맥 초음파 검사를 통해 동맥경화 여부를 판단하는 주요 지표는 내막 중막 두께(IMT)입니다. IMT는 동맥 내벽의 두께를 측정하여 동맥경화의 초기 징후를 발견하는 데 중요한 역할을 합니다. 내막 중막 두께가 두꺼워질수록 동맥경화가 진행되고 있을 가능성이 높아지며, 이를 통해 혈관 상태를 평가할 수 있습니다. IMT 수치가 높으면 동맥경화의 초기 단계에서 조기 진단을 할 수 있기 때문에, 심혈관 질환을 예방하는 데 큰 도움이 됩니다.

경동맥 초음파 검사를 통한 동맥경화 진단 기준은 다음과 같습니다:

1. 내막 중막 두께(IMT)가 1.5mm 이상인 경우, 동맥경화가 진행 중일 가능성이 높습니다. 내막 중막 두께는 동맥경화의 초기 변화를 감지할 수 있는 중요한 지표로, 이 수치가 1.5mm를 넘을 경우 동맥벽이 두꺼워졌다는 것을 의미합니다. 이는 동맥이 좁아지고 혈액의 흐름이 원활하지 않을 수 있다는 신호이므로, 심혈관 질환의 위험이 높아질 수 있습니다.

2. 플라크가 내강으로 0.5mm 이상 튀어나온 경우, 이는 혈관 내 플라크가 쌓여 동맥 내강을 좁히고 있음을 나타냅니다. 플라크는 동맥벽에 콜레스테롤과 같은 물질이 축적되어 형성된 구조로, 이로 인해 동맥이 막히거나 혈액 순환이 원활하지 않게 됩니다. 플라크가 0.5mm 이상 튀어나와 있는 경우 혈관이 좁아지면서 심각한 합병증으로 이어질 위험이 있습니다.

3. 주변 내막 중막 두께보다 50% 이상 두꺼운 경우에도 동맥경화가 의심됩니다. 특정 부위에서 내막 중막 두께가 주변보다 50% 이상 두꺼워졌다면, 이는 해당 부위에 동맥경화가 진행되고 있다는 강력한 신호입니다.

4. 경동맥 내막 중막 두께가 1.5mm 이상일 때, 이는 심혈관 질환 위험을 경고하는 중요한 지표입니다. 내막 중막 두께는 동맥경화의 진행 상태를 보여주는 초기 변화이므로, 이 수치가 높을수록 심혈관 질환 발병 위험도 증가합니다.

경동맥 초음파는 비침습적이고 정확하며, 반복적으로 시행할 수 있어 접근성이 매우 높습니다. 경동맥이 목 부근에서 쉽게 촬영될 수 있는 위치에 있어, 검사 과정이 간편하고 환자에게 큰 부담이 없습니다. 또한, 경동맥 초음파는 동맥경화의 대표적인 검사로, 경동맥 상태를 통해 전신의 동맥 상태를 대략적으로 평가할 수 있습니다. 경동맥에 문제가 생기면 뇌로 가는 혈액 공급에 문제가 생길 수 있으므로, 이는 뇌졸중 등의 심각한 질환으로 이어질 수 있습니다.

특히, 한국인 경동맥 내중막 두께는 연령에 따라 변화하는데, 2011년 한국표준연구소의 연구에 따르면 연령대별 두께는 다음과 같습니다.

- 40대: 0.68mm
- 50대: 0.79mm
- 60대: 0.82mm
- 70대: 0.85mm

이와 같은 경동맥 내중막 두께는 나이가 들수록 두꺼워지며, 이는 동맥경화가 진행될 가능성을 나타냅니다. 또한, 경동맥 내중막 두께가 0.1mm 증가할 때마다 뇌졸중 위험이 18%, 심근경색 위험이 15%씩 증가한다는 연구 결과도 있습니다. 이를 통해 경동맥 내중막 두께가 혈관 건강을 평가하는 매우 중요한 지표임을 알 수 있습니다.

2부

내 혈관을 힘들게 하는 만성질환과 습관들

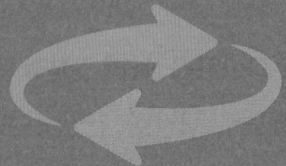

4장
동맥경화의 5가지 주범

고혈압

고혈압은 동맥경화를 촉진하는 주요 원인 중 하나로, 전 세계적으로 심각한 건강 문제로 인식되고 있습니다. 혈압이 높다는 것은 혈관을 통해 흐르는 혈액이 혈관 벽에 과도한 압력을 가한다는 것을 의미합니다. 이런 상태가 지속되면 혈관 내벽을 구성하는 내피세포에 손상이 발생하고, 그 결과 동맥경화의 위험이 크게 증가합니다. 내피세포는 혈관 내벽을 보호하는 중요한 역할을 하지만, 고혈압은 이 보호 장벽을 약화시키고, 결과적으로 혈관 질환이 발생할 수 있는 환경을 조성하게 됩니다.

내피세포는 혈액과 혈관 벽 사이에 있는 중요한 경계층으로, 혈액이 원활하게 흐를 수 있도록 돕는 동시에 혈관의 탄력을 유지하는 데 중요한 역할을 합니다. 또한, 내피세포는 혈관을 확장시키는 신호 물질인 산화질소를 생성하여 혈관이 필요에 따라 이완하고 수축하는 능력을 조절합니다. 하지만 고혈압이 지속되면 혈관 벽에 가해지는 압력이 증가하면서 내피세포가 손상을 입게 됩니다. 이로 인해 산화질소의 생성이 감소하고, 혈관의 이완 능력이 저하되어 혈액이 원활하게 흐르지 못하게 됩니다. 결국 혈관이 딱딱해지고 탄력을 잃어 동맥경화가 가속화됩니다.

고혈압이 내피세포를 손상시키는 과정은 동맥경화의 초기 단계를 촉진합니다. 내피세포가 손상되면 혈관 내벽이 더 이상 매끄럽지 않게 되어, 혈액 속에 떠다니는 콜레스테롤과 같은 지질이 혈관 벽으로 침투하게 됩니다. 특히, LDL-콜레스테롤이 혈관 벽에 쌓이면서 플라크가 형성되기 시작합니다. 이러한 플라크는 시간이 지나면서 점차 커지며, 혈관의 통로를 좁아지게 만듭니다. 이로 인해 혈액이 원활하게 흐르지 못하고, 혈류가 차단되거나 감소할 경우 심각한 심혈관 질환으로 이어질 수 있습니다.

고혈압이 동맥경화에 미치는 또 다른 주요 영향은 혈관의 구조적 변화입니다. 혈관은 심장이 혈액을 펌프질할 때마다 수축과 확장을 반복하는데, 고혈압 상태에서는 이러한 반복적인 과정이 혈관 벽에 과도한 압박을 가하게 됩니다. 결과적으로, 혈관

벽은 점점 두꺼워지고, 탄력성을 잃어 더 이상 쉽게 확장하거나 수축할 수 없게 됩니다. 이런 변화는 혈관의 경직을 촉진하고, 동맥경화가 더욱 심화되는 결과를 초래합니다. 경직된 혈관은 혈액이 흐르기 어렵게 만들며, 심장은 더 강하게 펌프질해야 하기 때문에 심장의 부담도 커집니다.

고혈압으로 인한 내피세포 손상과 혈관 경직은 또한 혈전(피떡)의 형성을 촉진할 수 있습니다. 내피세포가 손상되면 혈관벽의 보호 기능이 약해지고, 그 결과 혈소판이 활성화되어 혈전이 생성되기 쉬워집니다. 이러한 혈전은 혈관을 더욱 좁게 만들거나, 심각한 경우 혈관을 완전히 막아버릴 수도 있습니다. 혈전이 혈관을 막으면, 그 부위로의 혈액 공급이 차단되어 심장이나 뇌로 가는 산소와 영양분의 전달이 중단되며, 심근경색이나 뇌졸중 같은 치명적인 질환으로 이어질 수 있습니다. 고혈압 환자는 이러한 위험에 지속적으로 노출되며, 혈압이 조절되지 않으면 혈전 형성의 위험이 더 커집니다.

더욱이, 고혈압은 동맥경화 외에도 혈관을 통해 중요한 장기로 가는 혈류를 제한하여 신장, 뇌, 눈과 같은 장기에 손상을 입힐 수 있습니다. 고혈압으로 인해 신장으로 가는 혈류가 줄어들면 신장은 충분한 산소와 영양을 공급받지 못하게 되고, 그 결과 신장 기능이 저하되며 만성 신부전으로 발전할 수 있습니다. 또한, 뇌로 가는 혈류가 제한되면 뇌세포가 손상되어 뇌졸중이나 인지 기능 저하와 같은 신경학적 문제가 발생할 수 있습니다. 눈으로 가는 작은 혈관들도 고혈압으로 인해 손상되기 쉬우며, 이로 인해 시력 저하나 심각한 경우 실명으로 이어질 수 있는 망막 손상이 일어날 수 있습니다.

고혈압의 이러한 광범위한 영향은 결국 동맥경화의 악순환을 초래합니다. 고혈압은 내피세포 손상을 통해 동맥경화를 촉진하고, 동맥경화가 진행되면 혈관이 좁아지며 혈압이 더욱 상승하게 됩니다. 혈압이 계속해서 상승하면 내피세포가 더 심하게 손상되고, 이로 인해 동맥경화는 더욱 악화됩니다. 이러한 악순환이 지속되면 심혈관계는 심각한 부담을 겪게 되고, 최종적으로 심장마비나 뇌졸중과 같은 치명적인 결과에 이를 수 있습니다. 따라서 고혈압과 동맥경화 사이의 밀접한 관계를 이해하는 것은 매우 중요하며, 고혈압을 조기에 발견하고 관리하지 않으면 동맥경화로 인해 심각한 질병으로 발전할 수 있다는 점에서 경각심을 가져야 합니다.

이와 같은 이유로 고혈압은 단순히 혈압 수치가 높다는 것 이상의 문제를 내포하고 있습니다. 고혈압이 지속되면 혈관 내벽의 손상을 통해 동맥경화의 진행을 가속화하고, 이는 신체 전반에 걸쳐 심각한 영향을 미칩니다. 특히, 내피세포 손상이 고혈압과 동맥경화의 연결 고리로 작용하면서, 고혈압을 관리하지 않으면 심혈관 질환뿐 아니라 다른 주요 장기에도 심각한 손상을 초래할 수 있습니다. 혈압이 높다는 경고 신호를 무시할 경우, 동맥경화와 그로 인한 합병증의 위험이 기하급수적으로 증가한다는 점에서 고혈압 관리의 중요성을 인식하는 것이 매우 중요합니다.

당뇨병

당뇨병은 동맥경화를 촉진하는 주요 요인 중 하나로, 혈관 건강에 심각한 영향을 미치는 질환입니다. 특히, 당뇨병이 장기화되면 고혈당 상태가 지속되면서 혈관 내벽을 손상시키고, 동맥경화의 발생과 진행을 가속화합니다. 당뇨병이 동맥경화를 유발하는 기전은 매우 복합적이며, 내피세포 손상, 염증 반응, 산화 스트레스, 혈액 내 지질의 이상적인 변화 등이 복합적으로 작용하여 동맥경화로 이어집니다. 당뇨병과 동맥경화의 밀접한 관계를 이해하는 것은 이 두 질환의 관리를 통해 심각한 심혈관계 합병증을 예방하는 데 중요한 의미를 가집니다.

먼저, 당뇨병 환자는 혈당 수치가 지속적으로 높아지며, 이로 인해 혈관 내피세포가 손상되기 쉽습니다. 내피세포는 동맥 내벽을 구성하는 얇은 세포층으로, 혈관을 보호하고 혈액이 원활하게 흐르도록 돕는 중요한 역할을 합니다. 그러나 혈당이 높으면 포도당이 내피세포에 직접적으로 영향을 미쳐 세포 기능을 저하시킵니다. 이 과정에서 최종 당화 산물(Advanced Glycation End Products, AGE)이 생성되며, 이들이 내피세포에 축적되면서 염증 반응과 산화 스트레스를 유발하게 됩니다. 이러한 손상은 내피세포가 혈관을 보호하는 역할을 하지 못하게 만들고, 동맥경화의 초기 단계를 촉진합니다.

특히, 당뇨병 환자의 고혈당 상태는 혈관 내에서 염증 반응을 더욱 악화시킵니다. 염증은 혈관 내벽에서 면역세포들이 활성화되어 발생하는 반응으로, 이는 동맥경화가 시작되는 주요 기전 중 하나입니다. 혈당이 높은 상태에서는 염증을 유발하는 여러 신호물질들이 과도하게 분비되며, 이로 인해 내피세포와 혈관 벽이 손상됩니다. 이러한 염증 반응은 시간이 지날수록 동맥 벽에 콜레스테롤과 같은 물질이 쌓여 플라크를 형성하게 만듭니다. 플라크는 혈관을 좁게 만들고, 혈류를 방해하며, 동맥경화를 가속화하는 주요 원인이 됩니다.

당뇨병이 동맥경화를 촉진하는 또 다른 기전은 산화 스트레스입니다. 당뇨병 환자는 대사 과정에서 활성산소(Reactive Oxygen Species, ROS)가 과도하게 생성되며, 이는 내피세포를 손상시키고 염증을 유발하는 주요 원인 중 하나입니다. 활성산소는 세포 내 단백질, 지질, DNA를 공격하며, 내피세포를 포함한 혈관 세포들을 파괴할 수 있습니다. 특히, 산화된 LDL-콜레스테롤은 내피세포 아래로 침투하여 플라크 형성을 촉진하며,

동맥경화의 진행 속도를 더욱 빠르게 만듭니다. 정상적인 상태에서는 내피세포가 이러한 산화 스트레스를 막아주는 역할을 하지만, 당뇨병으로 인해 내피세포가 손상되면 그 방어 기능이 약화됩니다.

또한, 당뇨병은 지질 대사에도 영향을 미쳐 동맥경화를 유발하는 또 다른 원인으로 작용합니다. 당뇨병 환자는 이상지질혈증을 동반하는 경우가 많습니다. 이는 혈중 LDL-콜레스테롤과 중성지방 수치가 증가하고, 반대로 HDL 콜레스테롤 수치가 감소하는 현상을 말합니다. LDL-콜레스테롤은 혈관 벽에 쌓여 플라크를 형성하는 주요 물질로, 당뇨병 환자는 이러한 지질의 비정상적인 증가로 인해 동맥경화가 더 빨리 진행됩니다. 특히, 당뇨병 환자의 LDL-콜레스테롤은 산화되기 쉬운 상태에 있으며, 산화된 LDL은 내피세포에 더 큰 손상을 주고 염증 반응을 유발하여 동맥경화의 위험을 크게 높입니다.

당뇨병과 동맥경화의 관계는 혈관의 구조적 변화로도 나타납니다. 당뇨병 환자의 고혈당 상태는 혈관을 구성하는 단백질 구조를 변형시키며, 혈관 벽을 두껍고 경직되게 만듭니다. 이는 혈관이 더 이상 유연성을 유지할 수 없게 만들어 혈액이 원활하게 흐르지 못하게 하며, 결과적으로 동맥경화를 가속화합니다. 특히, 이러한 경직된 혈관은 혈압 상승과 더불어 심혈관계 질환을 유발할 위험이 매우 큽니다. 동맥이 경직되고 탄력을 잃으면, 혈액이 심장으로부터 전신으로 제대로 전달되지 않게 되어 심장에 과도한 부담이 가해지고, 이는 심근경색과 같은 치명적인 합병증으로 이어질 수 있습니다.

또한, 당뇨병은 혈전 형성의 위험을 증가시킵니다. 내피세포가 손상되면 혈관 벽의 보호 기능이 약화되고, 이로 인해 혈소판이 활성화되어 혈전이 쉽게 형성됩니다. 혈전은 혈관을 막아 혈류를 차단하며, 심장이나 뇌와 같은 중요한 장기로 가는 혈액 공급이 중단될 경우 심각한 심혈관계 합병증을 유발할 수 있습니다. 당뇨병 환자는 혈액 응고 기능에도 변화가 생겨 혈전이 더 쉽게 생기며, 이로 인해 뇌졸중이나 말초동맥질환의 위험이 높아집니다.

이러한 위험성 때문에 당뇨병과 동맥경화 사이의 밀접한 연관성을 이해하는 것이 매우 중요합니다. 당뇨병 관리의 핵심은 혈당 조절이지만, 동시에 혈관 건강을 보호하는 것도 중요합니다. 당뇨병으로 인해 발생하는 동맥경화를 방지하지 않으면 심혈관계 질환의 위험이 급격히 증가하며, 이는 환자의 생명에도 큰 영향을 미칠 수 있습니다.

이상지질혈증

　이상지질혈증은 동맥경화의 주요 원인 중 하나로, 혈액 속 지질의 비정상적인 상태를 의미합니다. 특히, LDL-콜레스테롤과 중성지방 수치가 높고, HDL 콜레스테롤 수치가 낮은 상태가 지속되면 동맥경화가 촉진됩니다. 이상지질혈증은 혈관 내 플라크 형성을 가속화하며, 이로 인해 혈관이 좁아지고 딱딱해져 혈액의 흐름을 방해하게 됩니다. 이로 인해 심장마비, 뇌졸중, 말초동맥질환 등과 같은 심각한 심혈관계 합병증의 위험이 증가합니다.

　LDL-콜레스테롤은 일반적으로 "나쁜 콜레스테롤"로 알려져 있으며, 동맥경화를 일으키는 주요 원인 중 하나입니다. LDL-콜레스테롤은 간에서 만들어져 혈액을 통해 몸의 여러 조직으로 운반되는데, 필요 이상으로 많을 경우 혈관 벽에 침착되어 쌓이게 됩니다. 혈관 내벽을 덮고 있는 내피세포가 손상되면 LDL-콜레스테롤이 내피세포 아래로 침투하여 플라크 형성을 촉진합니다. 이 플라크는 동맥을 좁히고, 혈액의 흐름을 방해하며, 시간이 지남에 따라 혈관을 경직시키게 됩니다. 경직된 동맥은 유연성을 잃고, 이로 인해 혈압이 상승하며, 심장이 혈액을 펌프질하는 데 더 많은 노력이 필요해집니다.

　특히, 산화된 LDL-콜레스테롤은 동맥경화에 더 큰 영향을 미칩니다. LDL-콜레스테롤이 산화되면 내피세포 아래에 더 쉽게 침투하여 염증 반응을 유발하고, 동맥벽에 더 깊이 자리 잡습니다. 산화된 LDL은 면역 반응을 일으켜 백혈구와 같은 면역세포들이 동맥 벽으로 이동하게 되며, 이 과정에서 거품 세포(foam cell)가 형성됩니다. 거품 세포는 플라크의 주요 성분 중 하나로, 동맥경화의 진행을 촉진합니다. 이 거품 세포가 동맥벽에 축적되면 플라크는 점점 커지며, 결국 혈관을 더욱 좁아지게 만듭니다. 이러한 현상은 혈관의 유연성을 감소시키고, 혈액이 정상적으로 흐르지 못하게 되어 심장과 뇌에 혈액 공급이 원활하지 않게 됩니다.

중성지방 또한 이상지질혈증의 중요한 요소로, 동맥경화의 원인 중 하나로 작용합니다. 중성지방은 신체가 음식으로부터 얻는 에너지를 저장하는 한 형태로, 필요한 양 이상으로 축적될 경우 건강에 해로운 영향을 미칠 수 있습니다. 중성지방 수치가 높을수록 동맥경화의 위험도 증가하는데, 이는 중성지방이 LDL-콜레스테롤과 함께 혈관 벽에 쌓여 플라크 형성을 촉진하기 때문입니다. 특히, 중성지방 수치가 높은 사람은 LDL-콜레스테롤 수치도 함께 높은 경향이 있어, 동맥경화의 위험이 더 커집니다. 또한, 중성지방이 높은 상태는 인슐린 저항성과 관련이 있으며, 이로 인해 당뇨병과 동맥경화가 동시에 진행되는 경우가 많습니다.

반대로, HDL-콜레스테롤은 "좋은 콜레스테롤"로 불리며, 동맥경화를 예방하는 중요한 역할을 합니다. HDL 콜레스테롤은 혈관에 쌓인 LDL-콜레스테롤을 제거하여 간으로 되돌려 보내는 역할을 하며, 이를 통해 동맥벽에 쌓이는 플라크의 형성을 억제합니다. 따라서 HDL 콜레스테롤 수치가 높을수록 동맥경화의 위험이 낮아집니다. 그러나 HDL 콜레스테롤 수치가 낮으면 LDL-콜레스테롤이 혈관 벽에 쌓일 가능성이 커지며, 이로 인해 동맥경화가 더 빠르게 진행됩니다. 이상지질혈증 환자는 HDL-콜레스테롤 수치가 낮은 경우가 많아, 동맥경화의 위험이 더욱 높아집니다.

이상지질혈증은 단순히 콜레스테롤과 중성지방 수치가 비정상적으로 높거나 낮은 상태에 그치지 않고, 동맥경화의 복잡한 기전을 통해 심혈관계에 심각한 문제를 야기할 수 있습니다. 혈액 속 지질의 비율이 비정상적이면, 이는 혈관 내 염증을 유발하고, 동맥벽을 경직시키며, 플라크 형성을 촉진하게 됩니다. 이러한 플라크는 혈관 내강을 좁히고, 혈류를 제한하며, 심각한 경우에는 혈관을 완전히 막을 수 있습니다. 혈관이 막히면 혈액이 공급되지 않는 부위의 조직은 산소와 영양분을 공급받지 못해 손상되거나 괴사하게 되며, 이로 인해 심장마비나 뇌졸중과 같은 치명적인 질환이 발생할 수 있습니다.

이상지질혈증으로 인한 동맥경화는 특히 관상동맥질환의 주된 원인이 됩니다. 관상동맥은 심장으로 산소와 영양분을 공급하는 주요 동맥으로, 여기에 플라크가 쌓이면 협심증(가슴 통증)이나 심근경색(심장마비)을 일으킬 수 있습니다. 또한, 말초동맥질환도 이상지질혈증과 관련이 깊으며, 다리나 팔과 같은 말초 부위로 가는 혈관에 동맥경화가 발생하면 걸을 때 통증이 발생하거나, 심한 경우 괴사로 인해 절단이 필요할 수도 있습니다.

이상지질혈증은 현대인의 생활 습관과도 깊은 관련이 있습니다. 고지방 식단, 과도한 당 섭취, 운동 부족, 스트레스, 흡연 등의 요인들이 이상지질혈증을 유발하며, 이는 동맥경화를 가속화하는 주요 원인이 됩니다. 특히, 이러한 생활 습관 요인들이 복합적으로 작용할 때 이상지질혈증이 더 심각해지고, 그 결과 동맥경화가 빠르게 진행됩니다.

이와 같이 혈액 속 지질이 비정상적으로 변화하면, 이는 내피세포 손상, 염증 반응, 플라크 형성, 혈관 경직 등을 유발하여 동맥경화를 촉진하고, 심각한 심혈관계 질환으로 이어질 수 있습니다. 따라서 이상지질혈증을 조기에 발견하고 관리하는 것이 동맥경화와 그로 인한 합병증을 예방하는 데 있어 매우 중요합니다.

흡연

흡연은 동맥경화를 촉진하는 가장 중요한 위험 요인 중 하나로, 혈관에 심각한 손상을 가하고, 심혈관계 질환의 위험을 크게 증가시킵니다. 담배에 포함된 수천 가지의 유해 화학 물질들은 혈관 내피세포에 직접적으로 영향을 미치며, 동맥경화의 발생과 진행을 가속화하는 다양한 기전을 통해 작용합니다. 흡연은 혈관 벽을 손상시키고 염증을 유발하며, 혈액 내 지질 수치를 변화시켜 동맥경화의 주요 원인으로 자리잡고 있습니다. 이로 인해 흡연자는 비흡연자에 비해 심장마비, 뇌졸중, 말초혈관 질환과 같은 심각한 합병증에 걸릴 위험이 훨씬 높아집니다.

먼저, 흡연이 동맥경화에 미치는 가장 직접적인 영향은 내피세포 손상입니다. 혈관 내피세포는 혈액과 직접 접촉하는 얇은 세포층으로, 혈관을 보호하고 혈액의 흐름을 조절하는 중요한 역할을 합니다. 건강한 내피세포는 혈관을 확장시키고 수축시키는 신호를 전달하며, 혈관 내벽을 매끄럽게 유지하여 혈액이 원활하게 흐르도록 돕습니다. 그러나 흡연 시 체내로 흡입된 유해 물질들, 특히 일산화탄소와 니코틴은 내피세포를 손상시켜 그 기능을 방해합니다. 일산화탄소는 혈액 속의 산소 운반을 방해하고, 니코틴은 혈관을 수축시키며 혈압을 상승시켜 내피세포에 과도한 부담을 줍니다.

내피세포가 손상되면, 혈관 내벽이 더 이상 매끄럽지 않게 되어 혈액 속의 LDL-콜레스테롤과 같은 물질들이 내피세포 아래로 침투하게 됩니다. LDL-콜레스테롤이 내피세포 아래에 쌓이면 플라크를 형성하기 시작하고, 이 플라크는 시간이 지날수록 커지면서 혈관을 좁아지게 만듭니다. 동맥이 좁아지면 혈액의 흐름이 원활하지 않게 되어, 심장으로 가는 산소와 영양분 공급이 제한되며, 결국 심장마비나 협심증을 일으킬 수 있습니다. 뇌로 가는 혈관이 좁아질 경우에는 뇌졸중이 발생할 위험이 높아집니다.

또한, 흡연은 염증 반응을 촉진합니다. 담배 연기 속의 여러 화학 물질들은 체내에서 염증 반응을 유발하며, 이로 인해 혈관 벽에서 면역 반응이 활성화됩니다. 흡연으로 인해 활성화된 면역 세포들은 손상된 내피세포를 공격하고, 이는 동맥 내벽에서 만성적인 염증을 일으킵니다. 염증 반응이 일어나면 백혈구와 같은 면역세포들이 동맥벽으로 이동하여, 그 과정에서 거품 세포(foam cell)를 형성하고, 이 거품 세포는 플라크의 형성에 기여하게 됩니다. 염증이 계속될수록 플라크는 점점 더 커지고, 혈관을 더욱 좁히며 동맥경화의 진행을 가속화시킵니다.

흡연은 또한 산화 스트레스를 증가시킵니다. 담배 연기 속의 활성산소는 체내에서 산화 스트레스를 유발하는 주요 요인 중 하나로, 이는 세포 손상을 촉진합니다. 활성산소는 혈액 속의

LDL-콜레스테롤을 산화시키고, 산화된 LDL-콜레스테롤은 내피세포에 더 큰 손상을 입히며, 염증 반응을 더욱 악화시킵니다. 산화된 LDL은 동맥 내벽에 쉽게 침착되어 플라크 형성을 촉진하고, 동맥경화를 더욱 가속화합니다. 또한, 산화 스트레스는 내피세포가 생성하는 질산화물(Nitric oxide, 산화질소)의 생성을 억제하여 혈관의 이완 기능을 저하시킵니다. 산화질소는 혈관을 확장시키고 혈압을 조절하는 데 중요한 역할을 하지만, 흡연으로 인해 산화질소의 생성이 줄어들면 혈관이 좁아지고 혈압이 상승하며, 동맥경화의 위험이 커집니다.

흡연은 혈액 내 지질 수치에도 부정적인 영향을 미칩니다. 담배를 피우면 LDL-콜레스테롤과 중성지방 수치가 증가하고, 반대로 HDL-콜레스테롤 수치가 감소합니다. HDL-콜레스테롤은 동맥에서 콜레스테롤을 제거하여 간으로 되돌려 보내는 역할을 하는 "좋은 콜레스테롤"로, 이 수치가 낮아지면 동맥경화의 위험이 크게 증가합니다. 반면, LDL-콜레스테롤과 중성지방 수치가 높아지면, 혈액 속 콜레스테롤이 혈관 내벽에 축적되어 플라크 형성을 가속화하게 됩니다. 흡연자는 이러한 이상지질혈증이 더 쉽게 발생하며, 이는 동맥경화를 더욱 악화시킵니다.

흡연은 또한 혈전(피떡) 형성의 위험을 증가시킵니다. 담배 연기 속의 화학 물질들은 혈액 응고를 촉진하며, 혈소판이 과도하게 활성화되어 혈전이 형성되기 쉽습니다. 혈전이 형성되면 혈관을 막아 혈액의 흐름을 차단할 수 있으며, 이는 심장마비나 뇌졸중과 같은 치명적인 결과를 초래할 수 있습니다. 특히, 흡연자는 비흡연자에 비해 혈전이 더 쉽게 발생하는 경향이 있으며, 이는 동맥경화의 진행 속도를 더욱 빠르게 만듭니다. 흡연으로 인해 이미 좁아진 혈관에서 혈전이 생기면, 혈관이 완전히 막혀 심각한 합병증으로 이어질 위험이 매우 큽니다.

흡연은 동맥경화를 유발하는 것뿐만 아니라, 동맥경화로 인해 발생하는 질환들의 위험을 크게 증가시킵니다. 관상동맥질환은 흡연자에게서 흔히 발생하는 질환으로, 심장으로 가는 동맥이 좁아져 심장마비나 협심증을 일으킬 수 있습니다. 또한, 말초동맥질환은 흡연으로 인해 다리나 팔로 가는 혈류가 제한되면서 발생하는 질환으로, 걷거나 움직일 때 통증이 발생하고, 심한 경우 절단이 필요할 수도 있습니다. 이와 함께 흡연은 뇌졸중의 위험도 크게 높입니다. 흡연으로 인해 뇌로 가는 혈관이 좁아지고, 혈류가 차단되면 뇌졸중이 발생할 가능성이 매우 커집니다.

결국, 흡연은 동맥경화의 발생과 진행을 가속화하는 중요한 위험 요인으로, 내피세포 손상, 염증 반응, 산화 스트레스, 이상지질혈증, 혈전 형성 등 다양한 기전을 통해 작용합니다. 흡연자는 비흡연자에 비해 심혈관계 질환에 걸릴 확률이 훨씬 높으며, 특히 동맥경화로 인해 심장마비, 뇌졸중, 말초동맥질환과 같은 치명적인 합병증에 직면할 위험이 큽니다. 따라서 흡연을 중단하는 것은 동맥경화를 예방하고, 심혈관계 질환의 위험을 줄이는 데 가장 중요한 방법입니다.

스트레스

스트레스는 동맥경화의 원인 중 하나로, 혈관 건강에 큰 영향을 미치는 중요한 요인입니다. 스트레스는 단순히 정신적인 부담이나 불안에서 끝나는 것이 아니라, 신체 전반에 걸쳐 다양한 생리적 변화를 유발해 심혈관계에 직접적인 영향을 줍니다. 특히, 스트레스가 만성화되면 혈압 상승, 염증 반응, 호르몬 불균형, 그리고 혈액 내 지질 수치 변화와 같은 문제를 일으켜 동맥경화의 진행을 가속화할 수 있습니다.

먼저, 스트레스는 자율신경계와 호르몬 분비에 직접적인 영향을 미칩니다. 스트레스를 받을 때, 신체는 이에 대응하기 위해 교감신경계를 활성화시켜 아드레날린과 코르티솔 같은 스트레스 호르몬을 분비합니다. 아드레날린은 심박수를 증가시키고 혈압을 급격히 상승시켜 몸을 긴장 상태로 만듭니다. 코르티솔은 신체의 대사를 조절하는 중요한 역할을 하지만, 만성 스트레스 상황에서는 과도하게 분비되어 혈관에 해로운 영향을 미칩니다. 장기간 높은 코르티솔 수치는 혈압 상승을 유발하고, 동맥벽을 손상시키며, 내피세포의 기능을 저하시켜 동맥경화의 위험을 증가시킵니다.

특히 고혈압은 스트레스로 인해 나타나는 대표적인 심혈관계 문제입니다. 스트레스를 받을 때 분비되는 아드레날린은 혈관을 수축시켜 혈압을 높이고, 심장이 더 강하게 펌프질을 하도록 만듭니다. 이러한 상태가 반복되거나 지속되면, 혈관은 지속적으로 높은 압력에 노출되며, 결국 혈관 벽에 손상이 발생합니다. 이는 동맥 내벽을 보호하는 내피세포에 큰 부담을 주며, 내피세포가 손상되면 혈관은 더욱 취약해집니다. 손상된 내피세포는 혈관 내벽을 매끄럽게 유지하는 역할을 하지 못해 혈액 속의 LDL-콜레스테롤과 같은 물질들이 쉽게 침투하여 플라크를 형성하게 됩니다. 이 플라크가 쌓이면서 혈관은 좁아지고 경직되며, 결국 동맥경화로 이어집니다.

스트레스는 또한 염증 반응을 촉진하는 역할을 합니다. 스트레스가 지속되면 신체는 염증 반응을 일으키는 사이토카인과 같은 염증 매개 물질들을 과도하게 분비합니다. 염증 반응은 동맥경화의 주요 기전 중 하나로, 염증이 일어나면 혈관 내벽에 면역세포들이 모여들고, 이 과정에서 거품 세포(foam cell)가 형성됩니다. 거품 세포는 동맥벽에 축적되어 플라크를 형성하는 주요 요인이 됩니다. 만성적인 스트레스는 이러한 염증 반응을 지속적으로 활성화시켜 동맥경화를 가속화합니다. 특히, 염증이 반복될수록 플라크가 더 빠르게 커지고, 혈관 내강이 좁아지며, 심각한 심혈관계 질환의 위험이 커집니다.

또한, 스트레스는 호르몬 불균형을 유발하여 동맥경화의 위험을 높입니다. 스트레스를 받으면 신체는 생리적 균형을 유지하기 위해 다양한 호르몬을 분비하지만, 만성 스트레스 상태에서는 이러한 조절이 실패하게 됩니다. 그 결과, 혈당 수치가 비정상적으로 높아지고, 인슐린 저항성이 증가하면서 당뇨병의 위험이 커집니다. 당뇨병은 동맥경화의 주요 원인 중 하나로, 혈당이 높아지면 내피세포 손상과 염증 반응을 촉진하여 동맥경화가 가속화됩니다. 이처럼 스트레스는 당뇨병과 같은 대사 질환을 악화시키며, 이는 혈관 건강을 더욱 위협하는 요소로 작용합니다.

스트레스는 또한 혈액 내 지질 수치에도 부정적인 영향을 미칩니다. 스트레스를 받을 때 신체는 에너지를 더 많이 필요로 하므로, 중성지방과 LDL-콜레스테롤 수치가 증가하고, HDL-콜레스테롤 수치는 감소하는 경향이 있습니다. LDL-콜레스테롤과 중성지방은 혈액 속에 과도하게 축적될 경우 동맥 내벽에 쌓여 플라크 형성을 촉진하며, 이는 동맥경화의 주요 원인 중 하나입니다. 반면, HDL-콜레스테롤은 동맥 내벽에서 콜레스테롤을 제거하는 역할을 하지만, 스트레스로 인해 그 수치가 낮아지면 혈관 건강이 악화됩니다. 결국, 지질 수치의 변화는 동맥경화를 가속화하고, 심혈관 질환의 위험을 증가시킵니다.

스트레스로 인한 동맥경화는 단순히 혈관 내 플라크 형성에 그치지 않고, 혈전 형성의 위험을 높입니다. 스트레스를 받으면 혈액 응고를 촉진하는 혈소판이 활성화되며, 이는 혈전이 더 쉽게 형성되는 환경을 만듭니다. 혈전이 형성되면 이미 좁아진 동맥을 막아 혈액의 흐름을 차단할 수 있으며, 이로 인해 심장이나 뇌로 가는 혈류가 중단되면 심근경색이나 뇌졸중과 같은 치명적인 상태로 이어질 수 있습니다. 만성 스트레스는 혈관 건강을 악화시키고, 혈전 형성 위험을 지속적으로 증가시켜 동맥경화의 진행을 가속화합니다.

스트레스는 또한 행동적 요인을 통해 동맥경화를 악화시킵니다. 스트레스를 받을 때 사람들은 종종 건강하지 않은 생활 방식을 선택하게 되는데, 이는 동맥경화의 위험을 더욱 높이는 요인으로 작용합니다. 예를 들어, 스트레스를 받으면 많은 사람들이 흡연, 과식, 음주 등을 통해 스트레스를 해소하려고 하는데, 이러한 행동들은 모두 동맥경화의 위험을 증가시키는 원인이 됩니다. 흡연은 내피세포를 손상시키고 혈액 내 지질 수치를 악화시키며, 과식은 비만과 대사 질환을 유발하여 혈관 건강에 부정적인 영향을 미칩니다. 또한, 스트레스로 인해 운동을 기피하게 되면 혈액순환이 원활하지 않아 동맥경화가 더 빠르게 진행됩니다.

즉, 스트레스는 동맥경화의 발생과 진행에 강력한 영향을 미치는 주요 요인입니다. 스트레스가 자율신경계와 호르몬 분비를 교란시키고, 염증 반응, 고혈압, 호르몬 불균형, 이상지질혈증, 혈전 형성 등의 다양한 생리적 변화를 유발하여 동맥경화의 위험을 크게 증가시킵니다. 만성 스트레스는 혈관을 지속적으로 손상시키며, 동맥경화로 인한 심각한 심혈관계 질환의 위험을 높이는 중요한 원인이 됩니다. 따라서 스트레스를 적절히 관리하고, 심신의 균형을 유지하는 것이 동맥경화와 그로 인한 합병증을 예방하는 중요한 방법입니다.

5장
내피세포를 망치는 생활습관

당독성

당독성(glucotoxicity)은 혈액 속에서 과도한 당분이 축적되면서 신체 조직과 세포에 손상을 일으키는 현상을 말하며, 특히 내피세포를 손상시켜 동맥경화의 주요 원인 중 하나로 작용합니다. 당독성은 주로 최종당화산물의 축적과 혈당 스파이크와 같은 현상으로 인해 발생하며, 이는 혈관 내 염증을 유발하고, 내피세포 기능을 저하시켜 동맥경화의 진행을 촉진합니다. 당독성과 관련된 식습관은 동맥경화뿐만 아니라 심혈관계 질환의 위험을 크게 증가시킵니다.

우선, 최종당화산물이란 체내에서 포도당이 단백질, 지질, 혹은 핵산과 결합하여 형성되는 복합 물질을 말합니다. 이러한 화합물은 체내에서 자연스럽게 생성되지만, 혈당이 높은 상태에서 특히 많이 만들어집니다. 높은 혈당 수치가 오랫동안 지속되면 포도당이 단백질과 결합하여 최종당화산물을 형성하게 되고, 이 과정은 특히 고온의 요리 방식(튀김, 구이)으로 조리된 음식을 섭취할 때 촉진됩니다. 최종당화산물은 인체 내에서 정상적인 대사 과정을 방해하며, 염증 반응을 유발해 세포와 조직에 손상을 입힙니다.

최종당화산물은 혈관 내 내피세포에 큰 영향을 미칩니다. 내피세포는 동맥 내벽을 덮고 있는 얇은 세포층으로, 혈액의 흐름을 원활하게 하고, 혈관의 탄력을 유지하는 중요한 역할을 합니다. 그러나 최종당화산물이 내피세포에 축적되면, 내피세포의 기능이 저하되고 혈관 벽의 탄력성을 감소시킵니다. 이는 혈관을 경직시키고, 동맥경화를 촉진하는 중요한 원인이 됩니다. 최종당화산물은 또한 염증을 유발하는 단백질을 활성화시켜 내피세포에서 만성 염증 반응을 일으킵니다. 이러한 염증은 혈관 벽을 두껍게 만들고, 콜레스테롤과 같은 물질들이 혈관 내벽에 쌓이기 쉬운 환경을 조성하여 동맥경화의 위험을 증가시킵니다.

더 나아가, 최종당화산물은 산화 스트레스를 유발해 내피세포를 더욱 손상시킵니다. 산화 스트레스는 활성산소(reactive oxygen species, ROS)가 과도하게 축적되면서 세포를 공격하는 현상으로, 이는 세포막, 단백질, DNA와 같은 중요한 생체 분자를 손상시키며, 내피세포를 포함한 혈관 세포들을 파괴합니다. 산화 스트레스는 동맥경화의 주요 기전 중 하나로, 최종당화산물의 축적이 이 과정을 가속화합니다. 최종당화산물과 활성산소는 상호작용하여 내피세포의 방어 기전을 약화시키고, 내피세포가 혈관을 확장하는 물질인 산화질소의 생성을 억제합니다. 산화질소는 혈관을 확장시키고 혈압을 조절하는 중요한 역할을 하지만, 산화질소가 부족하면 혈관이 수축되고 혈압이 상승하여 동맥경화가 더욱 가속화됩니다.

혈당 스파이크도 내피세포 손상과 동맥경화에 큰 역할을 합니다. 혈당 스파이크란 식사 후 혈당이 급격히 상승하는 현상을 말하며, 이는 특히 정제 탄수화물이나 당분이 많이 포함된 식사를 섭취할 때 자주 발생합니다. 혈당 스파이크는 짧은 시간 동안 혈당이 매우 높아졌다가 빠르게 낮아지면서 혈관에 큰 부담을 주는데, 이러한 혈당 변동은 내피세포에 심각한 스트레스를 유발합니다.

혈당 스파이크가 발생할 때, 체내에서 인슐린이 과도하게 분비되어 혈당을 낮추기 위해 작동합니다. 그러나 반복적인 혈당 스파이크는 인슐린 분비를 과도하게 촉진하여 인슐린 저항성을 유발하게 됩니다. 인슐린 저항성이 발생하면 혈당 조절이 더욱 어려워지고, 만성적으로 높은 혈당 상태가 유지되면서 내피세포에 지속적인 손상을 입힐 수 있습니다. 높은 혈당은 내피세포에 염증과 산화 스트레스를 일으키고, 최종당화산물을 더 많이 생성하게 하여 동맥경화의 위험을 크게 높입니다.

혈당 스파이크는 또한 혈관 내 지질 대사에도 악영향을 미칩니다. 식후 혈당이 급격히 상승하면 중성지방이 증가하고, LDL-콜레스테롤 수치도 상승하게 됩니다. LDL-콜레스테롤은 동맥 내벽에 축적되어 플라크를 형성하는 주요 원인 중 하나로, 혈관을 좁아지게 하고 동맥경화를 유발합니다. 또한, 혈당 스파이크가 반복될수록 HDL-콜레스테롤 수치는 낮아지는데, HDL-콜레스테롤은 혈관에서 LDL-콜레스테롤을 제거하는 역할을 합니다. 따라서 HDL-수치가 낮아지면 동맥 내벽에 더 많은 콜레스테롤이 축적되어 동맥경화가 가속화됩니다.

이처럼 당독성과 혈당 스파이크는 동맥경화를 촉진하는 주요 원인이며, 이는 주로 식습관과 밀접한 관련이 있습니다. 정제 탄수화물과 설탕이 많이 포함된 음식을 자주 섭취하면 혈당 스파이크가 빈번히 발생하고, 이로 인해 내피세포에 지속적인 손상을 가하게 됩니다. 또한, 튀긴 음식이나 고온으로 조리된 음식에서 최종당화산물이 많이 생성되는데, 이러한 음식들을 과도하게 섭취할 경우 혈관 내 염증과 산화 스트레스가 증가하여 동맥경화의 위험이 커집니다.

특히 가공 식품과 패스트푸드는 당독성과 최종당화산물을 많이 포함하고 있어 내피세포와 동맥 건강에 매우 해로운 영향을 미칩니다. 이러한 식품들은 혈당을 급격히 올리고, 동시에 최종당화산물의 축적을 촉진하여 혈관 건강을 위협합니다. 그 결과, 동맥경화가 빠르게 진행될 수 있으며, 이는 심혈관 질환의 위험을 크게 증가시킵니다.

지질독성

지질독성(lipotoxicity)은 과도한 지방 섭취나 비정상적인 지질 대사가 신체의 세포와 조직에 독성을 일으키는 상태로, 특히 내피세포를 손상시켜 동맥경화를 유발하는 중요한 원인 중 하나입니다. 지질독성은 주로 포화지방과 트랜스지방의 과도한 섭취와 관련이 있으며, 이러한 지방들이 혈관 내에 축적되어 염증과 산화 스트레스를 유발하고, 내피세포 기능을 저하시키면서 동맥경화로 이어질 수 있습니다.

지질독성의 가장 중요한 메커니즘은 LDL-콜레스테롤과 같은 해로운 지질들이 내피세포에 축적되어 손상을 일으키는 과정입니다. LDL-콜레스테롤은 혈액을 통해 몸의 여러 조직으로 콜레스테롤을 운반하는 역할을 하지만, 그 수치가 높아지면 혈관 벽에 침착되기 시작합니다. 특히, 내피세포가 손상되었을 때

LDL-콜레스테롤이 더 쉽게 내피세포 아래로 침투하여, 동맥 내벽에 쌓이게 됩니다. 이때 LDL-콜레스테롤이 산화되면 염증 반응을 유발하고 내피세포 손상을 악화시키는 중요한 요소로 작용합니다.

산화된 LDL-콜레스테롤은 내피세포를 공격하여 그 기능을 저하시킵니다. 정상적인 상태에서는 내피세포가 산화질소를 분비하여 혈관을 이완시키고 혈액이 원활하게 흐를 수 있도록 돕습니다. 그러나 지질독성으로 인해 산화된 LDL-콜레스테롤이 내피세포에 축적되면 산화질소의 생성이 억제되고, 혈관이 경직되기 시작합니다. 이는 동맥벽이 더 이상 유연성을 유지할 수 없게 만들고, 혈압이 상승하며, 동맥경화가 가속화되는 중요한 원인이 됩니다.

특히, 지질독성은 포화지방과 트랜스지방 섭취와 깊은 연관이 있습니다. 포화지방은 주로 동물성 지방, 가공 식품, 튀긴 음식 등에 많이 포함되어 있으며, 체내에서 LDL-콜레스테롤 수치를 높이는 역할을 합니다. 트랜스지방은 가공 식품, 마가린, 패스트푸드 등에서 흔히 발견되며, LDL-콜레스테롤을 증가시키고 동시에 HDL-콜레스테롤을 감소시키는 매우 해로운 지방입니다. LDL-콜레스테롤 수치가 높아지면 혈관 내벽에 콜레스테롤이 축적되고, 이는 동맥경화를 촉진하는 주된 원인이 됩니다. 반면, HDL-콜레스테롤은 혈관에서 LDL-콜레스테롤을 제거하는 역할을 하지만, 트랜스지방 섭취로 인해 HDL-수치가 낮아지면 이 보호 기능이 감소합니다.

포화지방과 트랜스지방은 또한 지방 조직에 축적되어 염증 반응을 유발합니다. 지방 세포가 과도하게 커지면 이 세포들은 염증성 사이토카인이라는 물질을 분비하여 신체 전반에 만성적인 염증 상태를 유발합니다. 이 염증성 사이토카인은 혈관 내피세포에도 영향을 미쳐 내피세포의 염증 반응을 촉진하고, 그 결과 내피세포 기능이 저하됩니다. 내피세포가 손상되면 혈관 벽에 콜레스테롤과 같은 물질들이 쉽게 침투하게 되고, 플라크가 형성되어 동맥경화로 이어지게 됩니다. 이러한 염증 반응은 특히 비만이나 대사증후군이 있는 사람들에게서 더 심하게 나타나며, 이는 지질독성이 동맥경화를 촉진하는 중요한 이유 중 하나입니다.

지질독성의 또 다른 중요한 기전은 인슐린 저항성과 관련이 있습니다. 인슐린 저항성은 체내에서 인슐린이 제대로 작동하지 못해 혈당과 지질 대사가 혼란스러운 상태를 말합니다. 포화지방과 트랜스지방의 과도한 섭취는 인슐린 저항성을 악화시켜 혈당뿐만 아니라 혈중 지질 수치를 비정상적으로 높게 만듭니다. 인슐린 저항성이 증가하면 중성지방과 LDL-콜레스테롤 수치가 상승하게 되며, 이는 동맥 내벽에 콜레스테롤이 더 많이 축적되도록 만듭니다. 또한, 인슐린 저항성은 내피세포의 기능을 저하시켜 혈관을 손상시키고, 동맥경화를 가속화시킵니다.

지질 대사의 불균형은 동맥경화의 위험을 크게 증가시키는 중요한 요소입니다. 지질독성은 내피세포를 손상시키는 것 외에도 혈액 내 지질 수치를 왜곡시키며, 이는 동맥경화의 발생과 진행에 직접적으로 기여합니다. 중성지방과 LDL-콜레스테롤의 과도한 축적은 혈관 내 플라크 형성을 촉진하고, 이 플라크가 커지면 혈관이 좁아져 혈액 순환이 방해됩니다. 혈관이 좁아지면 심장과 뇌로 가는 혈류가 제한되며, 이로 인해 심장마비나 뇌졸중과 같은 치명적인 합병증이 발생할 수 있습니다.

지질독성으로 인한 동맥경화는 특히 말초동맥질환의 위험을 높입니다. 말초동맥질환은 다리와 팔 같은 말초 부위로 가는 동맥이 좁아지거나 막혀 혈액 공급이 원활하지 않은 상태를 말합니다. 이는 걸을 때 다리에 통증을 일으키고, 심한 경우 발끝과 같은 말초 부위의 조직이 괴사하는 등 심각한 결과를 초래할 수 있습니다. 지질독성은 말초동맥질환의 발생을 촉진하며, 이로 인해 신체 말단 부위에 혈액 공급이 부족하게 되어 조직 손상을 일으킬 위험이 높아집니다.

지질독성은 식습관과 밀접한 관련이 있으며, 고지방 식단이 동맥경화를 유발하는 주요 요인 중 하나입니다. 트랜스지방과 포화지방이 많이 포함된 가공 식품, 패스트푸드, 튀긴 음식 등을 과도하게 섭취하는 현대인의 식습관은 지질독성을 악화시키고, 혈관 건강에 큰 부담을 줍니다. 이러한 음식들은 혈중 지질 수치를 비정상적으로 높이며, 내피세포에 염증과 산화 스트레스를 유발하여 동맥경화를 가속화합니다.

음주

과도한 음주는 내피세포를 손상시키고 동맥경화를 촉진하는 중요한 요인 중 하나입니다. 알코올은 혈관 건강에 다양한 방식으로 영향을 미치며, 특히 내피세포의 기능을 저하시켜 혈관을 경직시키고 동맥경화의 발생을 가속화합니다. 적당한 음주는 심혈관계에 긍정적인 영향을 미칠 수 있다는 연구도 있지만, 음주량이 과도해지면 내피세포에 큰 손상을 주고 염증을 유발하며, 이로 인해 동맥경화와 같은 심각한 심혈관계 질환의 위험이 크게 증가합니다.

우선, 내피세포 손상은 과도한 음주의 주요한 부작용 중 하나입니다. 내피세포는 혈관 내벽을 구성하는 중요한 세포로, 혈액의 원활한 흐름을 조절하고 혈관의 탄력성을 유지하는 역할을 합니다. 하지만 과도한 알코올 섭취는 내피세포를 손상시켜 그 기능을 저하시킵니다. 알코올이 체내로 들어오면 혈중 알코올 농도가 급격히 상승하고, 알코올 대사 과정에서 생성되는 유해 물질들이 내피세포에 직접적으로 영향을 미칩니다. 특히, 알코올이 산화 스트레스를 유발해 내피세포의 보호 기능을 약화시키고, 이는 혈관의 탄력성을 감소시켜 동맥경화의 위험을 증가시킵니다.

알코올은 또한 질산화물(산화질소)의 생성을 억제하는데, 산화질소는 혈관을 이완시키고 혈압을 조절하는 데 중요한 역할을 합니다. 산화질소는 내피세포에서 분비되는 물질로, 혈관을 확장시켜 혈액이 원활하게 흐를 수 있도록 돕습니다. 그러나 과도한 알코올 섭취는 산화질소의 생성을 방해하여 혈관이 수축되고 경직되게 만듭니다. 결과적으로 혈압이 상승하며, 이는 동맥경화를 가속화시키는 주요 원인이 됩니다. 장기간 알코올에 노출된 내피세포는 산화질소의 생성 능력을 상실하게 되고, 이는 혈관의 경직성을 더욱 높여 동맥경화의 위험을 증가시킵니다.

또한, 과도한 음주는 염증 반응을 촉진합니다. 알코올은 체내에서 염증성 사이토카인의 분비를 증가시키며, 이로 인해 혈관 내 염증이 발생하게 됩니다. 염증은 동맥경화의 중요한 기전 중 하나로, 염증이 발생하면 내피세포가 손상되고, 그로 인해 콜레스테롤과 같은 물질들이 혈관 벽에 쌓이게 됩니다. 특히, LDL-콜레스테롤은 내피세포 손상 부위에 더 쉽게 침투하여 플라크를 형성하게 됩니다. 이러한 플라크는 시간이 지나면서 동맥을 좁아지게 하고, 혈액의 흐름을 방해하여 동맥경화를 유발합니다.

음주로 인한 염증 반응은 동맥경화의 진행을 가속화하고, 심각한 심혈관계 합병증으로 이어질 수 있습니다.

과도한 음주는 또한 지질 대사를 악화시켜 동맥경화를 촉진합니다. 알코올 섭취는 체내에서 중성지방과 LDL-콜레스테롤 수치를 증가시키고, 동시에 HDL 콜레스테롤 수치를 감소시킵니다. 중성지방과 LDL-콜레스테롤이 증가하면 혈액 속에 과도한 지방이 축적되어 동맥 내벽에 쌓이기 쉬워지며, 이는 플라크 형성을 가속화하게 됩니다. 반대로, HDL-콜레스테롤은 동맥에서 콜레스테롤을 제거하는 역할을 하지만, 음주로 인해 그 수치가 감소하면 혈관에서 LDL-콜레스테롤을 제거하는 능력이 떨어져 동맥경화의 위험이 증가합니다.

음주는 또한 혈압 상승과 밀접한 관련이 있습니다. 음주 후 일시적으로 혈관이 확장될 수 있지만, 장기적으로는 알코올이 혈압을 상승시키는 요인으로 작용합니다. 고혈압은 동맥경화를 촉진하는 주요 원인 중 하나로, 혈관 벽에 지속적으로 높은 압력이 가해지면 내피세포가 손상되고, 이로 인해 혈관이 딱딱해지고 좁아지게 됩니다. 과도한 알코올 섭취는 이러한 고혈압 상태를 유발하여 동맥경화의 위험을 크게 증가시킵니다. 특히, 장기간 고혈압 상태가 유지되면 혈관 벽의 손상이 심화되어 동맥경화로 인한 심각한 심혈관계 질환이 발생할 수 있습니다.

음주는 또한 인슐린 저항성을 증가시켜 혈당 조절을 방해하고, 동맥경화를 유발하는 또 다른 요인으로 작용합니다. 알코올은 체내에서 혈당 스파이크를 유발할 수 있으며, 이는 식사 후 혈당이 급격히 상승하는 현상을 말합니다. 혈당 스파이크는 혈액 내 당이 갑자기 증가하여 혈관에 큰 부담을 주는 상태로, 내피세포에 직접적인 손상을 입힙니다. 또한, 인슐린 저항성이 발생하면 혈당이 제대로 조절되지 않으며, 그 결과 고혈당 상태가 지속되어 내피세포에 염증과 산화 스트레스를 유발합니다. 이는 동맥경화를 가속화하는 중요한 원인 중 하나로 작용합니다.

  과도한 음주는 간 기능에도 악영향을 미치며, 간이 알코올을 대사하는 과정에서 생성되는 유해 물질들이 혈액 내로 방출되어 혈관 건강을 위협합니다. 간은 체내에서 지방과 콜레스테롤을 처리하는 중요한 역할을 하지만, 알코올 대사에 집중하게 되면 이 기능이 저하됩니다. 그 결과, 혈액 속의 중성지방과 LDL-콜레스테롤 수치가 상승하게 되어 동맥경화의 위험이 증가합니다. 또한, 간 기능이 저하되면 혈액 내 염증 매개체들이 증가하여 내피세포에 손상을 입히고, 동맥경화가 더욱 가속화됩니다.

움직임 부족

  신체활동과 운동 부족은 내피세포를 손상시키고 동맥경화를 유발하는 중요한 요인 중 하나입니다. 규칙적인 신체활동은 심혈관계 건강을 유지하고 동맥경화와 같은 심각한 질환을 예방하는 데 중요한 역할을 하지만, 운동 부족은 반대로 내피세포의 기능을 저하시켜 동맥경화의 발병을 촉진합니다. 신체활동이 부족하면 체내 염증 반응, 혈압 상승, 지질 대사 이상, 비만, 인슐린 저항성 등 다양한 문제가 발생하며, 이는 모두 내피세포 손상과 동맥경화의 주요 원인으로 작용합니다.

먼저, 내피세포는 혈관 내벽을 구성하는 얇은 세포층으로, 혈관의 탄력성을 유지하고 혈액이 원활하게 흐를 수 있도록 돕는 중요한 역할을 합니다. 규칙적인 운동은 내피세포의 건강을 유지하는 데 매우 중요한데, 운동을 통해 산화질소의 분비가 촉진되기 때문입니다. 산화질소는 내피세포에서 분비되는 물질로, 혈관을 이완시키고 확장하여 혈액 순환을 원활하게 하는 데 중요한 역할을 합니다. 그러나 신체활동이 부족할 경우 산화질소의 분비가 줄어들어 혈관이 수축되고 경직되며, 그로 인해 혈압이 상승하게 됩니다. 이러한 변화는 내피세포의 기능을 저하시켜 동맥경화가 발생할 수 있는 환경을 조성하게 됩니다.

운동 부족은 또한 혈압 상승과 밀접하게 연관되어 있습니다. 규칙적인 신체활동은 심장이 더 효율적으로 기능하도록 도와주며, 이로 인해 혈압이 안정적으로 유지될 수 있습니다. 반면, 운동 부족은 심장의 펌프 기능을 약화시키고, 혈액을 충분히 공급하기 위해 더 많은 힘을 필요로 하게 만듭니다. 이는 결국 혈압 상승으로 이어지고, 혈관 내피세포에 지속적인 스트레스를 가하게 됩니다. 고혈압 상태가 지속되면 혈관 벽에 과도한 압력이 가해져 내피세포가 손상되고, 이로 인해 혈관이 딱딱해지고 좁아지며 동맥경화가 가속화됩니다.

또한, 운동 부족은 지질 대사에도 악영향을 미쳐 동맥경화를 촉진합니다. 규칙적인 운동은 HDL-콜레스테롤 수치를 증가시키고, LDL-콜레스테롤과 중성지방 수치를 감소시키는 데 중요한 역할을 합니다. HDL-콜레스테롤은 혈관에서 LDL-콜레스테롤을 제거하는 "좋은 콜레스테롤"로, 혈관을 보호하는 역할을 합니다. 반면, LDL-콜레스테롤과 중성지방은 혈관 내벽에 쌓여 플라크를 형성하고, 동맥경화를 촉진하는 "나쁜 콜레스테롤"입니다. 신체활동이 부족하면 HDL-콜레스테롤 수치가 감소하고 LDL-콜레스테롤과 중성지방 수치가 증가하게 되어, 혈관 내 콜레스테롤 축적이 가속화됩니다. 이로 인해 동맥 내벽이 더 좁아지고 혈액의 흐름이 방해되며, 심장으로 가는 혈류가 제한되면 심장마비나 뇌졸중 같은 심각한 합병증이 발생할 수 있습니다.

운동 부족은 비만과도 밀접한 관련이 있습니다. 신체활동이 부족할 경우 에너지 소비가 줄어들어 체내 지방이 축적되고, 이는 결국 비만으로 이어질 수 있습니다. 비만은 동맥경화의 주요 위험 요인 중 하나로, 체지방이 증가하면 염증 반응이 활성화되어 혈관에 손상을 주기 때문입니다. 특히, 내장지방은 체내에서 염증성 사이토카인이라는 염증 매개 물질을 분비하여 혈관 내 염증을 유발합니다. 이러한 염증은 내피세포를 손상시키고, 그로 인해 콜레스테롤과 같은 물질들이 내피세포 아래에 축적되어 플라크가 형성되게 됩니다. 이러한 플라크는 시간이 지나면서 동맥을 좁히고, 혈관을 경직시키며 동맥경화를 유발하게 됩니다.

운동 부족은 또한 인슐린 저항성을 증가시켜 혈당 조절을 방해하고, 동맥경화를 촉진하는 또 다른 요인이 됩니다. 규칙적인 운동은 인슐린 감수성을 높여 혈당을 효과적으로 조절할 수 있도록 돕지만, 운동이 부족하면 인슐린이 제대로 작동하지 못해 혈당이 비정상적으로 높아지게 됩니다. 이는 고혈당 상태를 유지하게 만들고, 내피세포에 산화 스트레스와 염증 반응을 유발하여 동맥경화의 위험을 높입니다. 인슐린 저항성이 지속되면 제2형 당뇨병으로 이어질 수 있으며, 당뇨병은 동맥경화의 주요 원인 중 하나로 알려져 있습니다.

운동 부족으로 인해 발생하는 염증 반응도 동맥경화의 진행을 가속화합니다. 신체활동이 부족하면 체내 염증성 사이토카인 수치가 증가하고, 이는 혈관 내 염증을 유발하게 됩니다. 이러한 염증 반응은 내피세포를 손상시키고, 내피세포 손상 부위에 LDL-콜레스테롤이 침투하여 플라크가 형성되는 과정을 촉진합니다. 염증이 지속될수록 플라크는 더 커지며, 혈관을 좁아지게 하고, 혈액 순환을 방해하게 됩니다. 만성 염증은 특히 고령자와 비만 환자에게 더 심각하게 나타나며, 이로 인해 동맥경화의 위험이 더 높아집니다.

또한, 운동 부족은 산화 스트레스를 증가시키는 요인으로 작용합니다. 산화 스트레스는 체내에서 생성된 활성산소가 세포를 공격하면서 발생하는 현상으로, 내피세포를 손상시키고 혈관의 건강을 저하시킵니다. 운동은 산화 스트레스를 감소시키고 항산화 작용을 촉진하여 혈관을 보호하는 역할을 하지만, 신체 활동이 부족할 경우 이러한 보호 기전이 약화됩니다. 결과적으로 내피세포가 산화 스트레스에 더 취약해지며, 동맥경화의 위험이 증가하게 됩니다.

신체활동이 부족할 경우 말초동맥질환의 위험도 커집니다. 말초동맥질환은 팔이나 다리로 가는 혈류가 제한되어 발생하는 질환으로, 동맥경화에 의해 혈관이 좁아지거나 막혀 혈액 공급이 충분하지 않은 상태를 말합니다. 규칙적인 운동은 말초 부위로의 혈액 순환을 원활하게 해주지만, 운동 부족은 말초혈관의 탄력을 저하시켜 혈액 공급이 원활하지 않게 만듭니다. 그 결과, 다리나 발끝과 같은 말초 부위에서 통증이 발생하거나, 심한 경우 조직이 괴사하는 등의 심각한 결과를 초래할 수 있습니다.

수면부족

수면 부족은 내피세포를 손상시키고 동맥경화를 유발하는 주요 위험 요인 중 하나입니다. 수면은 신체와 마음의 회복에 필수적인 역할을 하며, 특히 심혈관계 건강을 유지하는 데 중요한 기능을 합니다. 그러나 만성적인 수면 부족이나 수면의 질이 떨어지는 상태는 내피세포의 기능을 저하시켜 혈관에 염증을 일으키고, 동맥경화를 촉진하는 다양한 생리적 변화를 유발합니다. 수면 부족은 심혈관계 질환과 밀접한 관련이 있으며, 이를 방치하면 동맥경화로 인한 심장마비, 뇌졸중 등 치명적인 질병의 위험이 크게 증가할 수 있습니다.

먼저, 수면 부족은 내피세포 기능 저하를 초래합니다. 내피세포는 동맥 내벽을 덮고 있는 얇은 세포층으로, 혈관을 보호하고 혈류를 조절하는 중요한 역할을 합니다. 수면 중에는 내피세포가 손상된 부분을 복구하고, 질산화물(산화질소)과 같은 혈관이완 물질을 적절히 분비하여 혈관이 확장되고 탄력성을 유지할 수 있도록 돕습니다. 그러나 수면 부족이 지속되면 이러한 복구 과정이 방해를 받아 내피세포가 손상된 상태로 남게 됩니다. 내피세포가 제 기능을 하지 못하면 혈관이 딱딱해지고, 동맥 벽에 콜레스테롤과 같은 물질이 쉽게 축적되어 동맥경화가 발생할 수 있는 환경이 조성됩니다.

수면 부족은 또한 고혈압을 유발하여 동맥경화를 촉진합니다. 수면이 부족할 경우, 신체는 스트레스 반응을 활성화하고, 이로 인해 코르티솔과 같은 스트레스 호르몬의 분비가 증가합니다. 코르티솔은 혈압을 상승시키는 역할을 하며, 이로 인해 혈관 벽에 지속적인 압력이 가해지게 됩니다. 혈압이 오랜 기간 높게 유지되면, 혈관 벽이 손상되고 내피세포의 기능이 저하되며, 결국 혈관이 좁아지고 동맥경화가 진행됩니다. 연구에 따르면, 수면이 부족한 사람들은 충분히 자는 사람들에 비해 고혈압이 발생할 위험이 크게 증가하며, 이는 동맥경화의 중요한 원인으로 작용합니다.

염증 반응 역시 수면 부족으로 인해 악화됩니다. 만성적인 수면 부족은 신체의 염증 반응을 조절하는 능력을 저하시켜, 혈관 내 염증을 유발하고 동맥경화를 촉진합니다. 수면이 부족할 경우, 염증성 사이토카인이라는 염증 매개 물질이 과도하게 분비되며, 이는 혈관 내 염증을 증가시키고 내피세포를 손상시킵니다. 염증은 동맥경화의 핵심 기전 중 하나로, 염증이 지속되면 동맥 벽에 면역세포들이 모여들고, 이 과정에서 거품 세포가 형성되며 플라크가 축적됩니다. 시간이 지남에 따라 이러한 플라크는 혈관을 좁아지게 하고, 혈액의 흐름을 방해하게 되어 심각한 심혈관 질환을 유발할 수 있습니다.

수면 부족은 산화 스트레스를 증가시키는 중요한 요인으로도 작용합니다. 산화 스트레스는 활성산소가 체내에 과도하게 축적되어 세포를 공격하는 상태로, 내피세포에 특히 해로운 영향을 미칩니다. 수면 중에는 신체가 산화 스트레스를 해소하고 세포 손상을 복구하는 과정이 일어나지만, 수면이 부족할 경우 이러한 복구 기능이 저하됩니다. 그 결과, 내피세포가 활성산소로 인해 손상되고, 이는 동맥경화를 가속화하는 주요 원인이 됩니다. 산화 스트레스는 내피세포가 분비하는 산화질소의 생성을 억제하여 혈관의 이완 능력을 저하시킵니다. 이로 인해 혈관은 수축된 상태를 유지하게 되고, 혈압이 상승하며, 동맥경화가 더욱 진행됩니다.

또한, 수면 부족은 지질 대사에 악영향을 미칩니다. 수면이 부족하면 혈중 LDL-콜레스테롤과 중성지방 수치가 증가하고, 반대로 HDL-콜레스테롤 수치는 감소하게 됩니다. LDL-콜레스테롤과 중성지방이 증가하면 혈관 내벽에 축적되어 플라크 형성을 촉진하게 되며, 이는 동맥경화의 주요 원인 중 하나입니다. 반면, HDL-콜레스테롤은 혈관에서 LDL-콜레스테롤을 제거하는 역할을 하지만, 수면 부족으로 인해 그 수치가 낮아지면 동맥경화의 위험이 더욱 커집니다.

수면 부족은 또한 인슐린 저항성을 증가시켜 혈당 조절을 방해합니다. 수면이 부족하면 인슐린 감수성이 감소하여 체내에서 혈당을 효과적으로 처리하지 못하게 되고, 그 결과 혈당이 비정상적으로 높아지게 됩니다. 이 상태가 지속되면 고혈당 상태가 발생하며, 이는 내피세포에 직접적인 손상을 입히고 염증을 유발합니다. 고혈당은 최종당화산물을 형성하여 동맥경화를 가속화시키는 중요한 기전으로 작용합니다. 고혈당 상태에서는 혈관 내벽이 더 쉽게 손상되며, 콜레스테롤과 같은 물질들이 내피세포 아래로 침투해 플라크를 형성하게 됩니다.

수면 부족으로 인한 비만 또한 동맥경화의 위험을 증가시킵니다. 충분한 수면을 취하지 않으면 식욕을 조절하는 렙틴과 그렐린 같은 호르몬의 균형이 깨지며, 이로 인해 과식과 체중 증가가 발생할 수 있습니다. 비만은 체내 지방 축적을 증가시키고, 이로 인해 혈관 내 염증 반응이 활성화됩니다. 비만 상태에서 분비되는 염증성 사이토카인들은 내피세포 손상을 촉진하며, 그 결과 동맥경화의 위험이 크게 증가합니다.

3부

동맥경화 되돌리기

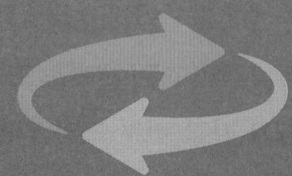

6장
혈중 나쁜 지질 줄이기

식이 요법으로 나쁜 지질 줄이기

과잉의 나쁜 콜레스테롤과 중성지방을 줄이기 위한 식이 요법에서 가장 먼저 고려해야 할 것은 포화지방과 트랜스지방의 섭취를 줄이는 것입니다. 포화지방은 주로 육류, 고지방 유제품, 그리고 버터나 팜유 같은 열대 식물성 기름에 많이 포함되어 있으며, 이들 식품을 과도하게 섭취하면 간에서 중성지방과 LDL-콜레스테롤, 즉 '나쁜 콜레스테롤'의 합성이 촉진됩니다. 결과적으로 혈중 중성지방과 LDL-콜레스테롤 수치가 높아지고, 이는 동맥경화의 위험을 증가시킵니다.

트랜스지방 역시 콜레스테롤 수치에 부정적인 영향을 미칩니다. 트랜스지방은 인공적으로 제조된 지방으로, 마가린, 튀긴 음식, 가공식품 등에 많이 포함되어 있으며, LDL-콜레스테롤을 증가시키는 동시에 HDL-콜레스테롤, 즉 '좋은 콜레스테롤'을 감소시키는 이중적인 문제를 일으킵니다.

따라서 포화지방과 트랜스지방을 줄이는 것이 콜레스테롤 수치를 낮추는 첫걸음입니다. 식단에서 적색 육류와 가공식품을 줄이고, 특히 튀긴 음식이나 패스트푸드와 같은 트랜스지방이 많이 포함된 음식을 피하는 것이 중요합니다. 이를 대신할 수 있는 건강한 지방의 공급원으로는 불포화지방이 풍부한 식품을 선택하는 것이 좋습니다.

불포화지방은 콜레스테롤 수치에 긍정적인 영향을 미칩니다. 불포화지방은 LDL-콜레스테롤을 낮추고 HDL-콜레스테롤을 유지하거나 높이는 역할을 합니다. 주로 식물성 기름, 견과류, 씨앗류, 그리고 기름진 생선에 많이 들어 있습니다. 특히 올리브유와 아보카도, 그리고 아몬드, 호두 같은 견과류는 단일불포화지방이 풍부해 혈중 콜레스테롤 수치를 조절하는 데 효과적입니다. 이들 식품은 LDL-콜레스테롤을 낮추는 동시에 심혈관 건강을 유지하는 데 도움이 됩니다.

또한 다중불포화지방인 오메가-3 지방산과 오메가-6 지방산도 콜레스테롤 관리에 중요한 역할을 합니다. 오메가-3 지방산은 주로 연어, 고등어, 청어와 같은 기름진 생선에 포함되어 있으며, 중성지방 수치를 낮추고 심장 박동을 안정시키며 혈관의 염증을 줄여줍니다. 오메가-3 지방산은 또한 혈액 응고를 방지하는 데도 도움이 되어 심혈관 질환의 예방에 매우 효과적입니다. 식물성 오메가-3 지방산은 아마씨, 치아씨와 같은 씨앗류에서도 풍부하게 얻을 수 있습니다.

오메가-6 지방산은 주로 식물성 기름에 많이 포함되어 있으며, 적절한 양을 섭취하면 LDL-콜레스테롤 수치를 낮추는 데 기여할 수 있습니다. 그러나 오메가-6 지방산은 과도하게 섭취할 경우 염증 반응을 유발할 수 있으므로, 오메가-3와 오메가-6의 균형을 유지하는 것이 중요합니다.

콜레스테롤을 줄이는 또 다른 중요한 요소는 식이섬유의 섭취를 늘리는 것입니다. 특히 수용성 식이섬유는 혈중 콜레스테롤 수치를 낮추는 데 매우 효과적입니다. 식이섬유는 장에서 콜레스테롤의 흡수를 방해하여 몸 밖으로 배출되도록 돕기 때문에 LDL-콜레스테롤 수치를 낮추는 데 직접적인 역할을 합니다. 귀리, 보리, 콩류, 사과, 당근과 같은 식품에는 수용성 식이섬유가 풍부하게 포함되어 있습니다. 귀리에 함유된 베타글루칸은 특히 LDL-콜레스테롤을 낮추는 데 매우 효과적이며, 매일 귀리를 섭취하는 것만으로도 콜레스테롤 수치를 눈에 띄게 줄일 수 있습니다. 콩류는 식물성 단백질과 함께 풍부한 식이섬유를 제공하며, 포화지방이 적어 콜레스테롤 수치를 관리하는 데 매우 유익한 식품입니다.

항산화 성분이 풍부한 식품 또한 콜레스테롤을 줄이는 데 도움을 줄 수 있습니다. 항산화 성분은 LDL-콜레스테롤이 산화되는 것을 방지해 동맥경화의 진행을 늦추는 데 기여합니다. 산화된 LDL-콜레스테롤은 혈관 벽에 더 쉽게 쌓이고 플라크를 형성하게 되므로, 항산화 물질 섭취는 필수적입니다. 항산화 성분이 풍부한 대표적인 식품으로는 베리류, 녹차, 포도, 그리고 다크 초콜릿을 들 수 있습니다. 이들 식품에 포함된 폴리페놀은 강력한 항산화 효과를 발휘해 콜레스테롤 수치를 낮추고, 혈관 내 염증을 줄이는 데도 중요한 역할을 합니다.

체중 관리 역시 콜레스테롤 수치를 줄이는 데 중요한 요소입니다. 과체중이나 비만은 혈중 LDL-콜레스테롤 수치를 증가시키고, 심혈관 질환의 위험을 높입니다. 적절한 체중을 유지하는 것만으로도 콜레스테롤 수치가 개선될 수 있으며, 심혈관 질환의 위험도 줄일 수 있습니다. 체중 감량을 위해서는 칼로리 섭취를 적절히 제한하고, 건강한 식단을 유지하는 것이 중요합니다. 가공식품과 당류가 많은 음식을 피하고, 신선한 채소와 과일, 통곡물, 식물성 단백질이 풍부한 식단을 유지하는 것이 체중을 관리하면서 콜레스테롤을 낮추는 데 큰 도움이 됩니다.

약물 도움으로 나쁜 지질 낮추기

과잉의 나쁜 콜레스테롤 수치를 낮추기 위한 중요한 방법 중 하나는 약물 치료입니다. 특히 고콜레스테롤혈증 환자나 동맥경화로 인한 심혈관 질환 위험이 높은 사람들에게는 약물 치료가 필수적입니다. 식이 요법과 생활 습관 변화만으로는 충분한 콜레스테롤 조절이 어려운 경우가 많기 때문에, 약물을 통해 콜레스테롤 수치를 효과적으로 낮출 수 있습니다. 주요 약물로는 스타틴, 에제티밉, 그리고 PCSK9 억제제가 있으며, 이들은 각각 다른 기전으로 콜레스테롤을 조절하는 데 도움을 줍니다.

가장 널리 사용되는 약물은 스타틴입니다. 스타틴은 간에서 콜레스테롤을 생성하는 효소인 HMG-CoA 환원효소를 억제하여 LDL-콜레스테롤, 즉 '나쁜 콜레스테롤' 수치를 낮추는 역할을 합니다. LDL-콜레스테롤은 동맥 벽에 쌓여 플라크를 형성하고, 이는 시간이 지나면서 동맥경화로 이어질 수 있습니다. 스타틴은 콜레스테롤 생성 과정을 차단함으로써 간이 혈중에서 더 많은 LDL-콜레스테롤을 흡수하게 만들며, 그 결과 혈중 LDL-콜레스테롤 수치가 감소합니다.

스타틴은 경증부터 중증의 고콜레스테롤혈증 환자들이 활용할 수 있으며, 특히 심혈관 질환의 위험이 높은 환자들에게 매우 효과적입니다. 스타틴은 LDL-콜레스테롤 수치를 평균적으로

20-50%까지 낮출 수 있으며, 이는 심장마비나 뇌졸중 같은 심각한 심혈관 사건의 발생 위험을 크게 줄여 줍니다. 또한 스타틴은 혈관 내 염증을 줄이는 데도 기여하여 동맥경화의 진행을 억제합니다. 연구에 따르면, 스타틴 복용은 심혈관 질환 발생 위험을 줄이는 데 있어서 매우 중요한 역할을 하며, 이는 고위험군 환자들에게 특히 권장됩니다.

스타틴은 대체로 안전한 약물이지만, 일부 환자들은 근육통이나 근육 약화 같은 부작용을 경험할 수 있습니다. 이런 부작용이 심할 경우, 의사는 스타틴의 용량을 조절하거나 다른 종류의 스타틴으로 변경할 수 있습니다. 또한 간 기능 이상이 발생할 수 있으므로, 정기적인 간 기능 검사도 필요합니다. 그러나 부작용을 관리하면서도 스타틴을 지속적으로 복용하는 것이 장기적인 심혈관 건강을 유지하는 데 매우 중요합니다.

스타틴만으로 충분한 콜레스테롤 감소를 얻기 어려운 경우, 에제티밉을 추가적으로 사용합니다. 에제티밉은 장에서 콜레스테롤이 흡수되는 것을 차단하는 방식으로 작용합니다. 식이 섭취에 의해 장으로 들어온 콜레스테롤은 대부분 소장에서 흡수되는데, 에제티밉은 이 과정을 억제하여 혈중 LDL-콜레스테롤 수치를 낮춥니다. 스타틴이 간에서 콜레스테롤 합성을 차단하는 데 반해, 에제티밉은 콜레스테롤의 흡수를 억제하므로 두 약물은 상호 보완적인 작용을 합니다.

에제티밉은 스타틴에 더해 추가적으로 LDL-콜레스테롤을 15-20% 더 낮출 수 있는 효과가 있습니다. 특히 스타틴의 부작용을 경험하거나 스타틴을 고용량으로 사용하기 어려운 환자들에게는 에제티밉이 중요한 대안이 됩니다. 또한, 스타틴과 병용했을 때 더 강력한 콜레스테롤 감소 효과를 기대할 수 있습니다. 에제티밉은 근육 관련 부작용이 적기 때문에, 스타틴 불내성 환자나 고위험군 환자들에게 매우 유용한 치료 옵션입니다.

최근 들어 PCSK9 억제제라는 새로운 약물이 등장하면서, 특히 LDL-콜레스테롤 수치를 극도로 낮춰야 하는 환자들에게 중요한 치료법이 되었습니다. PCSK9 억제제는 PCSK9 단백질의 작용을 억제함으로써 간에서 LDL-콜레스테롤을 더 많이 제거하게 만듭니다. PCSK9 단백질은 간세포 표면의 LDL 수용체를 파괴하여 콜레스테롤 제거를 방해하는 역할을 하는데, 이 단백질의 활동을 억제하면 간은 혈중 LDL-콜레스테롤을 더욱 효과적으로 제거하게 됩니다.

PCSK9 억제제는 스타틴이나 에제티밉으로도 충분히 콜레스테롤 수치를 낮추지 못하는 환자들에게 사용됩니다. 특히 가족성 고콜레스테롤혈증과 같은 유전적 질환을 앓고 있는 환자들이나, LDL-콜레스테롤 수치를 극도로 낮춰야 하는 심혈관 고위험군 환자들에게 매우 효과적입니다. 연구에 따르면, PCSK9 억제제를 사용하면 LDL-콜레스테롤 수치를 평균적으로 60% 이상 낮출 수 있으며, 스타틴과 병용할 경우 그 효과는 더욱 극대화됩니다.

PCSK9 억제제는 보통 주사 형태로 투여되며, 2주에 한 번 또는 한 달에 한 번 주사로 사용됩니다. 경구 약물이 아닌 주사로 투여되기 때문에, 경구 약물 복용에 어려움을 겪는 환자들에게도 유리하며, 오랜 기간 동안 콜레스테롤 수치를 안정적으로 관리할 수 있는 장점이 있습니다. 부작용으로는 주사 부위 통증이나 알레르기 반응 등이 있지만, 대체로 안전한 약물로 평가받고 있습니다.

PCSK9 억제제는 특히 LDL-콜레스테롤 수치를 매우 낮은 수준으로 유지해야 하는 환자들에게 큰 도움이 됩니다. 이 약물은 LDL-콜레스테롤 수치를 50mg/dL 이하로 유지해야 하는 심혈관 고위험군 환자들에게 매우 효과적이며, 심혈관 사건 발생 위험을 크게 줄일 수 있습니다. 또한, 스타틴과 달리 근육 관련 부작용이 적어, 스타틴을 사용할 수 없는 환자들에게도 좋은 대안이 됩니다.

콜레스테롤 수치를 낮추기 위해서는 약물 치료가 필수적인 경우가 많습니다. 스타틴, 에제티밉, PCSK9 억제제는 각각 다른 방식으로 LDL-콜레스테롤을 낮추며, 필요에 따라 단독 또는 병용하여 사용될 수 있습니다. 약물 치료는 식이 요법과 운동만으로 충분한 효과를 얻지 못할 때 특히 유용하며, 고위험군 환자들에게는 심혈관 질환 예방에 결정적인 역할을 할 수 있습니다.

나에게 딱 좋은 콜레스테롤 수치 알기

콜레스테롤 수치는 심혈관 건강을 유지하고 질병을 예방하는 데 중요한 지표입니다. 특히 LDL-콜레스테롤은 혈관 내에 쌓여 플라크를 형성하여 동맥을 좁히거나 막아 동맥경화, 심장병, 뇌졸중을 유발할 수 있습니다. 따라서 LDL-콜레스테롤 수치는 개인의 심혈관 질환 위험도에 맞춰 적절하게 관리되어야 합니다. 개인의 위험도에 따라 LDL-콜레스테롤과 non-HDL 콜레스테롤 목표는 다르게 설정됩니다. Non-HDL 콜레스테롤은 총콜레스테롤에서 HDL-콜레스테롤을 제외한 수치입니다. 아래는 위험도에 따른 개인 맞춤형 콜레스테롤 관리 목표입니다.

1. 위험도가 가장 높은 관상동맥질환 환자

관상동맥질환(심장병)이 있거나 이미 심장 혈관에 손상을 입은 사람들은 최고 위험군에 속합니다. 이 그룹의 LDL-콜레스테롤 목표는 55 mg/dL 이하이면서 발견 당시의 기저 LDL-콜레스테롤의 수치보다 50% 이상 낮춰야 합니다. 또 이와 동시에 non-HDL 콜레스테롤 목표는 85 mg/dL 이하로 유지해야 합니다. non-HDL 콜레스테롤은 총콜레스테롤에서 HDL-콜레스테롤 수치를 뺀 값입니다.

관상동맥질환 환자의 경우 혈관이 이미 손상된 상태이기 때문에, 매우 낮은 LDL-수치를 유지하는 것이 필수적입니다. 이러한 목표는 혈관 내 플라크 축적을 억제하고, 심장마비나 뇌졸중과 같은 심각한 심혈관 합병증을 방지하는 데 도움이 됩니다. 약물 치료가 반드시 필요하며, 이와 함께 식단 조절 및 규칙적인 운동을 병행하는 것이 중요합니다.

2. 초고위험군: 경동맥질환, 죽상동맥경화증, 말초동맥질환, 복부 대동맥류

초고위험군은 심혈관 질환 위험이 매우 높은 사람들로, 죽상경화성 허혈성 질환, 경동맥질환, 말초동맥질환, 복부 대동맥류를 앓고 있는 사람들이 포함됩니다. 이들의 LDL-콜레스테롤 목표는 70 mg/dL 이하, non-HDL 콜레스테롤 목표는 100 mg/dL 이하로 설정됩니다.

이 그룹은 심혈관 질환의 진행을 억제하기 위해 엄격한 콜레스테롤 관리가 필요합니다. 이 목표를 달성하기 위해 스타틴과 같은 약물 치료가 자주 사용되며, 식단 개선과 체중 관리를 통해 추가적인 위험 요인을 줄일 수 있습니다.

3. 고위험군: 10년 미만의 당뇨병 환자

고위험군에는 10년 미만의 당뇨병 환자이거나, 당뇨병이 있지만 주요 심혈관질환 위험인자가 없는 경우가 해당됩니다. 주요 심혈관질환 위험인자는 5가지 요인이며 아래 주석과 같습니다. 이 그룹의 LDL-콜레스테롤 목표는 100 mg/dL 이하, non-HDL 콜레스테롤 목표는 130 mg/dL 이하로 설정됩니다.

당뇨병 환자는 혈당 조절 문제로 인해 혈관 손상이 쉽게 발생하므로, LDL-콜레스테로롤 수치를 엄격하게 관리해야 합니다. 식이 요법과 운동을 통해 콜레스테롤 수치를 유지하고, 심혈관계 합병증을 예방하는 것이 중요합니다. 이 목표 수치를 달성하기 위해 지방 섭취를 제한하고, 불포화지방을 섭취하는 것이 도움이 됩니다.

4. 중등도 위험군: 혈관질환은 없지만, 위험인자가 2개 이상인 경우

중등도 위험군은 당뇨병을 포함한 고위험군에 해당하는 질병이 없고, 주요 심혈관 위험 인자가 2개 이상 있는 사람들을 의미합니다. 이러한 위험 인자에는 고혈압, 흡연, 비만, 가족력 등이 포함됩니다. 이 그룹의 콜레스테롤 목표는 130 mg/dL 이하, non-HDL 콜레스테롤 목표는 160 mg/dL 이하로 설정됩니다.

이 그룹은 생활 습관 개선을 통해 콜레스테롤 수치를 관리할 수 있으며, 정기적인 운동과 건강한 식습관이 필수적입니다. 필요에 따라 약물 치료도 고려될 수 있으며, 중등도 위험군에서 LDL-수치를 조절하면 심혈관 질환의 발생 가능성을 크게 줄일 수 있습니다.

5. 저위험군: 위험인자가 1개 이하인 경우

저위험군은 당뇨병이나 고위험군에 해당하는 질병이 없고, 주요 심혈관 위험 인자가 1개 이하인 사람들로 구성됩니다. 이들은 심혈관 질환 위험이 낮지만, 여전히 나이가 들면서 콜레스테롤 수치가 자연스럽게 증가할 수 있습니다. 이 그룹의 LDL-콜레스테롤 목표는 160 mg/dL 이하, non-HDL 콜레스테롤 목표는 190 mg/dL 이하로 설정됩니다.

저위험군은 약물 치료 없이도 건강한 생활 습관을 통해 콜레스테롤 수치를 유지할 수 있습니다. 포화지방 섭취를 줄이고, 식이섬유와 불포화지방이 풍부한 식단을 유지하는 것이 장기적인 심혈관 건강을 유지하는 데 도움이 됩니다.

7장
스트레스 관리로 내피세포 염증 줄이기

만성 스트레스가 염증을 유발한다는 사실

　만성 스트레스는 혈관 내 염증을 촉진하고, 이를 통해 혈관내피세포에 직접적인 영향을 미쳐 동맥경화를 유발하는 중요한 역할을 합니다. 내피세포는 혈관의 가장 안쪽을 덮고 있는 세포로, 혈관의 건강과 기능을 유지하는 데 중요한 역할을 합니다. 만성 스트레스는 호르몬 분비의 변화, 염증성 사이토카인의 증가, 자율신경계의 불균형을 통해 혈관내피세포의 기능을 저하시켜 동맥경화의 발생을 촉진합니다.

만성 스트레스로 인해 분비되는 주요 호르몬 중 하나는 코티솔입니다. 코티솔은 부신에서 분비되는 스트레스 호르몬으로, 짧은 기간 동안에는 염증을 억제하는 역할을 하지만, 장기간에 걸쳐 과도하게 분비되면 혈관에 부정적인 영향을 미칩니다. 만성 스트레스 상태에서 코티솔의 지속적인 분비는 내피세포의 기능을 억제하고, 내피세포의 산화 스트레스 저항력을 감소시킵니다. 이로 인해 내피세포는 산화적 손상에 더 취약해지며, 혈관벽이 손상되기 쉬운 상태가 됩니다. 이 과정에서 산화된 LDL-콜레스테롤이 쉽게 혈관 내벽에 침착하게 되고, 이는 동맥경화의 초기 단계를 촉진합니다.

스트레스는 또한 교감신경계를 활성화시켜 아드레날린과 노르에피네프린과 같은 스트레스 호르몬을 분비하게 만듭니다. 이러한 호르몬은 혈관을 수축시키고 혈압을 상승시키는 역할을 하며, 혈관 벽에 추가적인 물리적 압력을 가합니다. 혈압이 상승하면 내피세포가 손상될 위험이 높아지며, 손상된 내피세포는 염증 반응을 촉발하게 됩니다. 교감신경계의 지속적인 활성화는 혈관 내 염증성 반응을 증가시켜 내피세포 기능을 저하시킴으로써 동맥경화의 위험을 더욱 높입니다.

만성 스트레스는 또한 염증성 사이토카인의 분비를 촉진합니다. 스트레스가 장기적으로 지속되면 인터류킨-6(IL-6), 종양 괴사 인자-알파(TNF-α), 인터류킨-1β(IL-1β)와 같은 염증성 물질들이 과도하게 분비됩니다. 이들 사이토카인은 내피세포의 염증을 유발하여 내피세포가 손상되고, 그로 인해 동맥 내벽이 두꺼워지거나 플라크가 형성되는 과정이 촉진됩니다. 염증성 사이토카인의 증가는 내피세포에서 산화 스트레스를 높이고, 내피세포 기능 장애를 초래하여 동맥경화의 초기 과정에서 중요한 역할을 합니다.

또한, 스트레스로 인해 내피세포 기능이 저하되면 산화질소의 생성이 감소하게 됩니다. 산화질소는 혈관 확장을 촉진하여 혈압을 조절하고, 혈류를 원활하게 유지하는 중요한 물질입니다. 만성 스트레스는 산화질소의 생성을 억제하여 혈관이 더 경직되고, 혈류가 원활하지 못하게 해 동맥경화를 촉진합니다. 산화질소의 감소는 혈관 내 염증 반응을 증가시키고, 혈관 내 콜레스테롤과 같은 지방 물질이 더 쉽게 쌓일 수 있는 환경을 조성합니다.

만성 스트레스는 코티솔의 지속적인 분비, 교감신경계의 과활성화, 염증성 사이토카인의 증가를 통해 혈관내피세포의 염증을 촉진하고, 내피세포의 기능을 저하시켜 동맥경화를 유발합니다. 혈관 내 염증이 지속되면 내피세포의 손상과 플라크 형성이 가속화되고, 이는 결국 심혈관 질환으로 이어질 수 있습니다.

의외로 중요한 휴식과 회복

동맥경화 환자들은 일상적인 생활 속에서 건강 관리를 위해 다양한 방법을 시도합니다. 주로 식이조절, 운동, 약물 치료에 중점을 두지만, 간과되는 중요한 요소 중 하나가 바로 '휴식'입니다. 휴식은 단순히 몸을 쉬게 하는 것 이상의 의미를 가지며, 신체적, 정신적 회복을 통해 전반적인 건강과 웰빙을 증진시키는 데 중요한 역할을 합니다. 특히 동맥경화 환자들에게는 혈관 건강을 유지하고 질병의 진행을 늦추기 위한 필수 요소로 작용할 수 있습니다.

현대 사회에서 스트레스는 피할 수 없는 부분이지만, 스트레스가 혈관에 미치는 영향은 매우 큽니다. 만성적인 스트레스는 신체의 염증 반응을 촉진시키고, 코르티솔과 같은 스트레스 호르몬의 분비를 증가시켜 동맥경화를 악화시킬 수 있습니다. 코르티솔은 혈압을 상승시키고, 혈관 내벽을 손상시킬 수 있어 동맥경화 환자들에게 매우 유해한 영향을 미칩니다.

휴식은 이러한 스트레스 반응을 조절하는 중요한 방법입니다. 신체와 마음에 충분한 휴식을 제공함으로써, 스트레스 호르몬의 분비를 억제하고 염증 반응을 줄일 수 있습니다. 이는 결과적으로 혈압을 낮추고, 동맥경화의 진행을 늦추는 데 기여할 수 있습니다.

휴식을 단순히 '쉬는 것'으로만 생각해서는 안 됩니다. 회복을 촉진하는 다양한 활동들이 있으며, 이를 통해 신체적, 정신적 건강을 동시에 개선할 수 있습니다. 회복 활동으로는 명상, 심호흡, 감사 일기 쓰기, 시각화 훈련 등이 있습니다. 이러한 활동들은 과학적으로 입증된 회복 효과가 있으며, 심리적 안정감을 주고 혈압을 낮추는 데 효과적입니다.

예를 들어, 명상은 신체의 자율 신경계를 안정시켜 심박수와 혈압을 낮추고, 스트레스를 관리하는 데 도움을 줍니다. 이는 동맥경화 환자들에게 심혈관계 부담을 덜어주는 중요한 방법이 될 수 있습니다. 또한, 심호흡은 긴장을 완화시키고 혈액순환을 개선하여, 혈관 건강을 촉진하는 데 도움을 줍니다. 동맥경화 환자들은 일상적으로 이러한 회복 활동을 실천함으로써 혈관 건강을 보호할 수 있습니다.

회복 활동은 신경과학적으로도 중요한 역할을 합니다. 우리 뇌는 고정된 상태가 아니라 '가소성'을 가지고 있기 때문에, 새로운 습관을 통해 신체적, 정신적 건강을 개선할 수 있습니다. 특히 동맥경화 환자들은 꾸준한 회복 활동을 통해 스트레스와 염증을 조절하고, 혈압을 안정시키는 능력을 키울 수 있습니다. 이러한 과정은 신체뿐만 아니라 정신적으로도 건강한 상태를 유지하는 데 기여합니다.

휴식과 회복 활동은 혈관 건강에 매우 긍정적인 영향을 미칩니다. 첫째, 휴식을 통해 신체의 염증 반응이 줄어듭니다. 염증은 동맥경화를 악화시키는 주요 원인 중 하나인데, 꾸준한 회복 활동은 염증성 사이토카인의 분비를 줄여 혈관 내벽을 보호합니다. 둘째, 휴식은 혈압을 안정시키는 데 도움을 줍니다. 만성적인 고혈압은 동맥경화를 촉진하므로, 혈압을 안정적으로 유지하는 것은 동맥경화 환자들에게 필수적입니다.

셋째, 휴식은 신체의 자율 신경계를 조절하여 심혈관계의 부담을 덜어줍니다. 자율 신경계는 교감신경과 부교감신경으로 나뉘는데, 스트레스가 심할 때는 교감신경이 과도하게 활성화되어 심박수와 혈압을 높입니다. 하지만 휴식을 취하면 부교감신성이 활성화되어 신체가 안정된 상태로 돌아가며, 혈관 건강을 유지하는 데 중요한 역할을 합니다.

동맥경화 환자들은 일상에서 쉽게 실천할 수 있는 회복 활동을 통해 휴식을 취할 수 있습니다. 예를 들어, 하루 5분씩 명상을 하거나, 심호흡을 통해 마음을 차분히 다스리는 것이 좋습니다. 또한, 자연 속에서의 산책은 심리적 안정을 가져다주며, 혈압을 낮추는 데 도움이 됩니다. 특히, 스트레스를 많이 받는 상황에서는 깊은 숨을 들이쉬고 천천히 내쉬는 것만으로도 자율 신경계를 안정시키는 효과를 얻을 수 있습니다.

물리적인 휴식도 중요합니다. 마사지나 온수 요법은 근육의 긴장을 풀어주고, 혈액순환을 개선하며, 심리적 안정을 제공합니다. 이러한 물리적 휴식은 혈관의 탄력을 유지하고, 동맥경화를 예방하는 데 효과적일 수 있습니다.

휴식은 동맥경화 환자들이 혈관 건강을 유지하고 질병의 진행을 늦추는 데 필수적인 요소입니다. 스트레스를 줄이고 염증 반응을 억제하며, 혈압을 낮추는 데 있어 휴식과 회복 활동은 매우 중요한 역할을 합니다. 단순한 휴식에서 나아가, 명상, 심호흡, 감사 일기 등 과학적으로 입증된 회복 활동을 일상 속에서 실천함으로써 혈관 건강을 보호하고 동맥경화의 위험을 줄일 수 있습니다. 동맥경화 관리에 있어 휴식은 필수적인 치료 요소로 인식되어야 하며, 환자들은 일상적으로 이를 실천함으로써 더 나은 건강 상태를 유지할 수 있습니다.

숙면, 혈관 건강을 지키는 첫걸음

규칙적인 수면 습관은 건강 유지에 필수적인 요소 중 하나로, 특히 혈관 건강과 깊은 연관이 있습니다. 현대인의 바쁜 생활 속에서 수면 부족과 늦은 시간까지 깨어 있는 습관은 심리적 스트레스와 만성 피로를 초래할 뿐만 아니라, 심혈관 질환의 위험을 증가시킵니다. 특히 밤 11시 전에 자는 규칙적인 수면 습관을 유지하는 것은 혈관 내 염증을 줄이고, 내피세포의 건강을 보호하는 데 중요한 역할을 합니다. 수면 중 신체는 혈관을 회복시키고, 동맥경화와 같은 혈관 관련 질환을 예방하는 과정을 거칩니다. 특히 깊은 수면 단계는 혈관 회복에 필수적입니다.

수면은 단순한 휴식 이상의 기능을 가지고 있습니다. 신체는 수면 중 스트레스 호르몬인 코티솔 수치를 낮추고, 부교감신경계를 활성화하여 혈관을 이완시킵니다. 낮 동안 받았던 스트레스와 자극으로 인해 교감신경계가 과도하게 활성화되면, 심박수와 혈압이 높아지며 이는 혈관 내벽에 손상을 주고 염증을 유발합니다. 그러나 충분한 수면은 부교감신경계를 자극하여 혈압을 낮추고, 혈관 내 염증 반응을 억제하는 중요한 역할을 합니다. 특히 11시 이전에 잠자리에 드는 습관을 유지하면, 심신의 회복이 최대한 빨리 시작되며 내피세포가 더 오랫동안 보호될 수 있습니다.

깊은 잠(비렘수면 3단계)은 수면 주기 중에서도 혈관 건강을 회복시키는 가장 중요한 단계입니다. 깊은 잠에 빠지면 신체는 코티솔 수치를 더욱 낮추고, 성장 호르몬을 분비하여 손상된 세포를 재생합니다. 성장 호르몬은 내피세포의 회복을 촉진하고, 혈관 벽을 강화하는 역할을 합니다. 또한 깊은 수면 단계에서 질산화물(산화질소)의 생성이 증가하는데, 이는 혈관을 이완시키고 혈압을 낮추며 혈액 순환을 원활하게 만듭니다. 산화질소의 증가로 인해 혈관이 이완되면, 혈액이 더 원활하게 흐르고 동맥경화와 같은 혈관 질환의 위험이 감소하게 됩니다.

반대로, 충분한 수면을 취하지 못하거나 늦게 잠드는 습관은 혈관 건강에 부정적인 영향을 미칠 수 있습니다. 수면 부족은 코티솔 수치를 높이고, 염증성 사이토카인의 분비를 촉진하며, 이는 혈관 내 염증 반응을 유발하고 동맥경화의 위험을 높입니다. 연구에 따르면, 만성적으로 수면이 부족한 사람들은 C-반응성 단백질(CRP) 수치가 높아지는 경향을 보이며, 이는 염증의 증가를 나타냅니다. 이로 인해 혈관 내벽이 손상되고, 콜레스테롤과 같은 지방 물질이 더 쉽게 축적되어 동맥경화의 위험이 높아집니다.

또한, 심장박동수와 혈압 역시 수면 중에 조절됩니다. 밤에 충분히 자지 못하면 교감신경계가 지속적으로 활성화되어 혈압이 높아지고 심장박동이 빨라집니다. 이는 심혈관계에 추가적인 부담을 주어 심장마비나 뇌졸중과 같은 심각한 질환의 위험을 증가시킵니다. 특히, 11시 이후에 잠자리에 드는 습관은 수면의 질을 저하시킬 수 있는데, 이는 수면 주기의 리듬을 방해하여 깊은 잠 단계에 도달하는 시간을 단축시킵니다. 이로 인해 내피세포의 회복이 충분히 이루어지지 않아 혈관 건강이 악화될 수 있습니다.

가능하면 10~11시 사이에 잠자리에 드는 습관을 형성하는 것은 수면의 질을 높이고 혈관 건강을 유지하는 데 중요한 요소입니다. 이 습관을 통해 신체는 충분한 회복 시간을 가지며, 혈관내피세포가 더 오래 보호받을 수 있습니다. 이는 단순히 수면 시간을 늘리는 것이 아니라, 몸의 자연스러운 리듬에 맞추어 충분한 수면을 취하는 것이 중요하다는 것을 의미합니다. 특히 잠자리에 들기 전에 마음챙김 명상이나 호흡 운동을 통해 신체를 이완시키고, 스트레스를 해소하는 것은 수면의 질을 높이는 데 매우 유익합니다. 이와 같은 방법은 부교감신경계를 더욱 활성화시키며, 몸이 더 쉽게 깊은 잠에 들 수 있도록 도와줍니다.

또한, 수면 환경을 조성하는 것도 중요한데, 어둡고 조용한 환경에서 잠을 자면 수면의 질이 높아지며 혈관 건강에 긍정적인 영향을 미칩니다. 감사일기와 같은 심리적 안정 기법을 사용하여 긍정적인 감정을 유지하는 것도 수면의 질을 개선하는 데 도움이 됩니다. 감사일기를 통해 긍정적인 감정을 키우면, 스트레스 호르몬의 분비가 줄어들고 심리적 안정을 얻어 깊은 잠에 더 쉽게 빠질 수 있습니다.

결론적으로, 10~11시 사이에 잠자리에 드는 규칙적인 수면 습관은 혈관 건강을 유지하고 동맥경화를 예방하는 중요한 방법입니다. 충분한 수면을 통해 코티솔 수치를 낮추고, 염증 반응을 억제하며, 내피세포의 회복을 촉진할 수 있습니다. 깊은 잠은 혈관을 회복시키는 데 필수적인 과정이며, 이를 위해 규칙적인 수면 패턴을 유지하고, 수면 환경을 개선하는 것이 필요합니다. 특히, 마음챙김 명상, 호흡 운동, 감사일기와 같은 방법을 통해 심리적 안정을 도모하면 수면의 질을 높이고, 혈관 건강을 더욱 효과적으로 관리할 수 있습니다.

숙면을 위한 실천 팁들

수면은 건강 유지에 있어 매우 중요한 요소이며, 특히 동맥경화 환자들에게는 혈압 조절, 염증 감소, 심혈관계 회복을 위해 충분하고 양질의 수면이 필수적입니다. 그러나 현대 사회의 스트레스와 불규칙한 생활 습관은 수면의 질을 떨어뜨릴 수 있습니다. 이에 따라 수면의 질을 높이고, 더 잘 잘 수 있는 수면 위생을 실천하는 것이 건강 관리에 매우 중요합니다.

첫째, 카페인과 같은 자극제의 섭취를 조절하는 것이 중요합니다. 카페인은 각성 효과가 오래 지속되기 때문에, 오후 늦게나 저녁 시간에 카페인이 포함된 음료나 음식을 섭취하면 수면에 방해가 될 수 있습니다. 카페인은 커피나 차뿐만 아니라, 콜라, 초콜릿, 특정 약물에도 포함되어 있으므로 섭취를 주의해야 합니다. 카페인 외에도 알코올 역시 수면에 영향을 미칠 수 있습니다. 알코올은 초기에는 졸음을 유발할 수 있지만, 수면 중에 자주 깨어나게 하여 깊은 수면을 방해합니다. 따라서 잠들기 최소 3시간 전에는 카페인과 알코올의 섭취를 피하는 것이 좋습니다.

둘째, 수면 전 긴장과 불안을 해소하는 것이 중요합니다. 많은 사람들이 잠들기 전에 업무나 재정 문제 등 스트레스를 유발하는 활동을 하곤 합니다. 하지만 이러한 활동은 뇌를 각성 상태로 만들어 수면을 방해할 수 있습니다. 특히, 뉴스 시청이나 논쟁적인 대화, 복잡한 문제 해결을 시도하는 것은 잠자리에 들기 전에 피해야 합니다. 대신, 잠들기 전에는 마음을 진정시키고, 긴장을 풀 수 있는 활동을 하는 것이 좋습니다. 명상이나 심호흡 같은 이완 기법은 스트레스 호르몬을 낮추고, 편안한 수면을 유도하는 데 도움을 줄 수 있습니다.

또한, 자기 전에 따뜻한 물로 목욕을 하거나, 향기로운 아로마테라피를 활용하는 것도 수면의 질을 높이는 데 도움이 됩니다. 따뜻한 물에 몸을 담그면 체온이 일시적으로 상승한 후 잠자리에 들 때 서서히 체온이 떨어지면서 수면을 유도하는 효과가 있습니다. 특히 에프솜 소금과 같은 마그네슘이 풍부한 입욕제는 근육의 긴장을 완화하고, 신체를 편안하게 만들어 수면을 돕습니다. 라벤더 오일 같은 아로마는 스트레스 호르몬을 낮추고, 이완된 상태에서 잠들 수 있게 합니다.

셋째, 수면 환경을 조성하는 것이 매우 중요합니다. 어두운 환경은 신체가 자연스럽게 수면을 준비하는 데 도움이 됩니다. 빛에 민감한 사람이라면, 어두운 커튼을 사용하거나 눈가리개를 착용하는 것도 좋은 방법입니다. 특히 밤에 사용하는 전자기기에서 나오는 블루라이트는 수면 호르몬인 멜라토닌 분비를 방해할 수 있기 때문에, 자기 전에 스마트폰이나 컴퓨터 화면을 오래 보는 것은 피하는 것이 좋습니다. 전자기기를 사용할 경우 화면의 밝기를 낮추거나 야간 모드를 설정하는 것이 도움이 됩니다.

소음 역시 수면을 방해할 수 있으므로, 주변의 소음을 줄이거나 백색 소음기를 사용하는 것도 도움이 됩니다. 또한, 수면에 적합한 온도를 유지하는 것이 중요합니다. 너무 더운 환경이나 너무 추운 환경에서는 몸이 편안하게 이완되지 않기 때문에, 적절한 실내 온도를 유지하는 것이 수면의 질을 높이는 데 필수적입니다. 많은 연구에서 시원한 방이 더 깊은 수면을 유도한다고 보고하고 있으므로, 체온을 적절히 유지할 수 있는 이불이나 침구류를 선택하는 것이 좋습니다.

넷째, 일정한 수면 패턴을 유지하는 것이 중요합니다. 매일 일정한 시간에 잠자리에 들고, 일정한 시간에 일어나는 습관은 생체 리듬을 안정시켜 수면의 질을 높여줍니다. 주말이나 휴일에도 일정한 수면 시간을 유지하려고 노력하는 것이 좋습니다. 불규칙한 수면 패턴은 생체 시계를 혼란스럽게 만들어, 수면에 어려움을 겪을 수 있습니다. 또한, 낮잠은 가급적 피하거나, 필요할 경우 20분 이내의 짧은 낮잠을 취하는 것이 좋습니다. 긴 낮잠은 밤에 잠드는 것을 방해할 수 있습니다.

마지막으로, 수면을 돕는 보조제나 차를 활용하는 것도 수면의 질을 높이는 방법 중 하나입니다. 멜라토닌은 수면을 유도하는 호르몬으로, 잠들기 어려운 사람들에게 도움이 될 수 있습니다. 또한, 카모마일이나 패션플라워 같은 허브차는 신경을 진정시키고, 편안한 잠자리를 만들 수 있습니다. 이 외에도 마그네슘 보충제는 근육의 긴장을 풀어주고, 스트레스를 완화하여 수면에 도움을 줄 수 있습니다.

잘 자는 것은 단순히 신체적 피로를 해소하는 것을 넘어, 동맥경화와 같은 심혈관 질환을 관리하는 데 매우 중요한 요소입니다. 카페인과 알코올을 피하고, 수면 전 긴장을 해소하며, 적절한 수면 환경을 조성하고 일정한 수면 패턴을 유지하는 등의 수면 위생을 실천함으로써 수면의 질을 개선할 수 있습니다. 이러한 작은 변화들이 쌓이면 더 깊고 편안한 수면을 취할 수 있을 뿐만 아니라, 전반적인 건강을 증진하는 데 큰 도움이 될 것입니다.

낮잠을 자는 게 도움이 될까

수면 부족은 동맥경화 환자들의 혈관 건강에 중요한 영향을 미칠 수 있는 요소입니다. 수면이 부족한 상태가 계속되면 고혈압, 염증, 인슐린 저항성 등 여러 측면에서 혈관에 악영향을 미치기 때문에, 이를 해결하기 위한 방법 중 하나로 '낮잠'이 주목받고 있습니다. 낮잠은 수면 부족을 보충할 수 있는 자연스러운 방법으로, 적절한 시간을 활용한 낮잠이 동맥경화와 같은 심혈관 질환을 관리하는 데에도 긍정적인 영향을 미칠 수 있습니다.

낮잠을 통해 수면 부족을 보완하는 것은 혈관 건강을 유지하는 중요한 방법입니다. 특히 낮잠은 짧은 시간 동안 신체와 뇌를 회복시키며, 혈압을 낮추는 데 도움을 줄 수 있습니다. 연구에 따르면, 짧은 낮잠은 혈압을 일시적으로 낮춰 심혈관계에 가해지는 압력을 줄일 수 있습니다. 이는 심장에 무리를 주지 않고, 혈관의 긴장을 완화하는 효과를 가져옵니다.

동맥경화 환자들에게는 지속적인 고혈압이 주요 위험 요인 중 하나이므로, 낮잠을 통해 혈압을 일시적으로라도 낮추는 것은 매우 중요한 관리 전략이 될 수 있습니다. 또한, 낮잠은 스트레스 호르몬인 코르티솔 수치를 낮추어 염증 반응을 줄이는 데 도움을 줍니다. 염증은 동맥경화를 악화시키는 중요한 요인이므로, 낮잠을 통해 염증을 억제하는 것은 혈관 건강에 긍정적인 영향을 미칠 수 있습니다.

낮잠의 길이에 따라 그 효과가 달라질 수 있습니다. 짧은

10~20분간의 낮잠은 졸음을 해소하고 집중력을 향상시키는 데 도움이 됩니다. 이는 낮 동안의 피로를 해소하고, 신체의 피로 누적을 방지하여 혈관에 불필요한 부담을 덜어줄 수 있습니다. 특히 동맥경화 환자들은 피로가 쌓이면 혈압이 상승하거나 염증이 증가할 수 있기 때문에, 짧은 낮잠을 통해 이러한 부정적인 영향을 줄일 수 있습니다.

낮잠은 기억력과 의사결정 능력을 향상시키는 데 도움이 됩니다. 이와 함께, 길이가 긴 낮잠(60분~90분)은 더 깊은 수면 단계인 REM(급속 안구 운동) 수면을 포함하게 되어 뇌의 문제 해결 능력과 창의성을 증진시킬 수 있습니다. 이 과정에서 스트레스와 부정적인 감정 반응이 줄어들어, 전반적인 정신적, 신체적 건강에 도움이 됩니다. 이는 동맥경화 환자들에게 심리적 안정과 스트레스 관리 측면에서 유익한 효과를 가져올 수 있습니다.

그러나 너무 긴 낮잠은 잠에서 깨어날 때 느껴지는 '수면 관성' 상태를 유발할 수 있습니다. 이는 잠에서 깬 후에도 한동안 졸음이 지속되고, 집중력이 떨어지며, 오히려 피로를 더 느낄 수 있는 상태입니다. 이러한 경우에는 오히려 혈관 건강에 부정적인 영향을 미칠 수 있으므로, 낮잠의 길이를 적절히 조절하는 것이 중요합니다.

낮잠은 혈당 조절에도 긍정적인 영향을 미칠 수 있습니다. 수면 부족은 인슐린 저항성을 악화시켜 혈당 조절이 어려워지고, 이는 동맥경화 환자들에게 중요한 위험 요인 중 하나입니다. 하지만 낮잠을 통해 수면 부족을 일부 보충하면 인슐린 저항성이 개선될 수 있으며, 이는 혈당 조절과 관련된 문제를 완화하는 데 도움이 됩니다. 특히 동맥경화 환자들이 당뇨병이나 고혈당을 동시에 관리해야 하는 경우, 낮잠을 통해 혈당 조절 능력을 개선하는 것은 매우 중요한 전략이 될 수 있습니다.

낮잠을 효과적으로 활용하기 위해서는 몇 가지 실천 방법이 있습니다. 우선, 낮잠을 자는 시간대는 오후 1시에서 3시 사이가 적절한 것으로 알려져 있습니다. 이 시간대는 자연스럽게 졸음이 오는 시간이므로, 밤에 수면을 방해하지 않으면서도 낮잠을 통해 피로를 해소할 수 있습니다. 또한, 낮잠을 잘 때는 어두운 환경과 조용한 공간을 만드는 것이 중요합니다. 밝은 빛이나 소음이 있으면 낮잠의 질이 떨어질 수 있기 때문에, 가능한 한 방을 어둡게 하고 소음을 차단하는 것이 좋습니다.

또한, 낮잠을 계획적으로 실천하기 위해 짧은 알람을 설정하여 너무 오래 자지 않도록 관리하는 것도 필요합니다. 20분 내외의 짧은 낮잠은 수면 관성 없이 바로 활동을 재개할 수 있는 적절한 시간입니다. 이 외에도 낮잠을 자는 동안 편안한 자세를 유지하고, 목베개나 담요 같은 수면 보조 도구를 활용하여 최대한 편안한 환경을 조성하는 것이 중요합니다.

낮잠은 신체적인 피로 해소뿐만 아니라 정신적, 심리적 건강에도 긍정적인 영향을 미칩니다. 낮잠은 스트레스 호르몬인 코르티솔 수치를 줄여 심리적 안정감을 주며, 감정 조절을 도와줄 수 있습니다. 이는 동맥경화 환자들에게 특히 중요한데, 스트레스는 혈압을 높이고 염증 반응을 촉진하는 요인이기 때문입니다. 낮잠을 통해 스트레스를 관리하면, 동맥경화의 악화를 방지하고 혈관 건강을 유지하는 데 기여할 수 있습니다.

8장
내피세포의 회복 촉진

동맥경화를 되돌리는 핵심, 고강도 운동

고강도 운동은 심혈관 건강을 개선하는 데 효과적일 뿐만 아니라, 혈관 내피세포를 활성화하여 혈관 기능을 향상시키는 중요한 역할을 합니다. 이 과정에서 혈류의 특성과 물리적 힘, 특히 전단응력(shear stress)과 층류(laminar flow)가 중요한 역할을 합니다. 전단응력은 혈류가 혈관을 빠르게 흐르면서 혈관 내벽에 가해지는 물리적 힘을 말하며, 이는 내피세포에 직접적인 자극을 주어 혈관 기능을 조절합니다. 고강도 운동은 전단응력을 크게 증가시켜 혈관 내피세포를 활성화시키고, 질산화물(산화질소)의 생성을 촉진함으로써 혈관의 확장과 혈류 개선을 도와줍니다. 또한, 이러한 운동은 폐 기능을 향상시키며, 이는 혈액에 더 많은 산소를 공급하여 내피세포 기능을 강화하고 전반적인 심혈관 건강을 유지하는 데 중요한 역할을 합니다.

전단응력은 혈관 내 혈류가 빠르게 흐를 때 발생하는 물리적 힘으로, 혈액이 혈관 내벽을 따라 흐르면서 내피세포에 가해지는 힘을 의미합니다. 고강도 운동을 할 때 심박수와 혈류 속도가 급격히 증가하면서 전단응력이 강화되고, 이는 내피세포에 긍정적인 자극을 줍니다. 전단응력은 혈관 내피세포의 기능을 조절하는 중요한 신호 역할을 하며, 이 자극은 질산화물(산화질소)의 생성을 촉진합니다. 산화질소는 혈관을 이완시키고 혈압을 조절하는 중요한 물질로, 내피세포에서 생성되어 혈관의 확장을 돕습니다. 산화질소가 증가하면 혈관이 더 쉽게 확장되고, 혈류가 원활해져 동맥경화와 같은 혈관 질환의 위험이 감소하게 됩니다.

고강도 운동을 통해 전단응력이 자주 발생하면, 내피세포는 반복적인 자극을 받아 기능이 개선됩니다. 이는 혈관이 더 유연하게 반응하고, 혈류가 원활하게 흐를 수 있도록 돕습니다. 전단응력에 의해 자극받은 내피세포는 산화질소뿐만 아니라 항염증성 물질과 항산화 효소의 분비도 촉진하여, 내피세포를 보호하고 염증과 산화 스트레스를 줄입니다. 이러한 과정은 혈관의 건강을 유지하는 데 필수적이며, 고강도 운동을 규칙적으로 수행하면 전단응력을 통해 내피세포가 지속적으로 활성화되어 혈관이 건강하게 유지됩니다.

층류(laminar flow)는 혈액이 혈관을 통과할 때 부드럽고 일정하게 흐르는 상태를 말합니다. 이는 혈관 내벽에 가해지는 자극이 일관되게 분포되어 내피세포를 보호하고, 산화질소 생성을 촉진하는 데 중요한 역할을 합니다. 층류가 유지되는 동안 혈관 내 염증 반응이 줄어들고, 내피세포는 더 안정적으로 기능할 수 있게 됩니다. 반면에 혈액이 불규칙하게 흐르는 난류(turbulent flow) 상태에서는 혈관 내벽에 가해지는 자극이 불균형해지며, 이로 인해 내피세포가 손상되고 염증이 유발될 수 있습니다. 고강도 운동은 일시적으로 혈류를 증가시키지만, 층류 상태를 유지하도록 도와 혈관 내피 기능을 향상시킵니다.

고강도 운동 중 심박수가 급격히 상승하고 혈류가 증가하면, 혈액은 빠른 속도로 혈관을 통과하지만 이 과정에서 혈류가 난류가 아니라 층류 상태를 유지할 수 있습니다. 층류는 혈관 내피로와 스트레스를 최소화하며, 혈관 벽에 가해지는 자극을 일정하게 유지하여 내피세포가 건강하게 기능하도록 돕습니다. 고강도 운동을 통해 혈관 내의 혈류가 촉진되면, 층류가 지속되면서 혈관 내 염증이 줄어들고, 이는 동맥경화와 같은 심혈관 질환의 위험을 낮추는 데 기여합니다.

고강도 운동은 폐 기능을 향상시키는 데 매우 효과적이며, 이는 혈액 내 산소 공급을 증가시켜 내피세포의 건강을 개선하는 데 중요한 역할을 합니다. 폐는 산소를 혈액으로 공급하고, 이산화탄소를 제거하는 역할을 하며, 이 과정이 원활히 이루어져야 혈관 내피세포가 제대로 기능할 수 있습니다. 고강도 운동을 수행할 때 폐는 더 많은 산소를 흡입하고, 혈액에 산소를 공급하는 능력이 향상됩니다. 이는 내피세포가 필요한 산소를 충분히 공급받아 산화 스트레스를 줄이고, 혈관 기능을 유지하는 데 도움을 줍니다.

고강도 운동을 통해 폐 용량이 증가하면, 운동 중 산소 교환이 더 효율적으로 이루어집니다. 이는 혈액 산소 포화도를 높이고, 전신에 더 많은 산소가 공급되도록 도와줍니다. 산소가 충분히 공급되면 내피세포는 산소 부족으로 인한 손상을 피할 수 있으며, 이를 통해 산화질소 생성이 원활하게 이루어지고, 혈관 확장이 더 잘 이루어집니다. 또한, 폐 기능이 향상되면 혈류가 개선되고, 혈관 내 염증이 줄어들어 동맥경화 예방에도 큰 도움이 됩니다.

고강도 운동은 내피세포 기능을 강화할 뿐만 아니라 혈관 내 염증을 줄이는 데도 중요한 역할을 합니다. 염증은 혈관 내피세포를 손상시키고, 동맥경화의 주요 원인 중 하나로 작용합니다. 혈관 내 염증성 사이토카인(인터류킨-6(IL-6), 종양 괴사 인자-

알파(TNF-α)의 분비가 증가하면 내피세포에 손상을 주고, 혈관 벽에 플라크가 형성되면서 혈류를 방해하게 됩니다. 고강도 운동은 이러한 염증성 물질의 분비를 억제하고, 항염증성 사이토카인을 증가시켜 내피세포를 보호합니다. 이는 동맥경화와 같은 심혈관 질환의 위험을 줄이는 데 중요한 역할을 하며, 고강도 운동이 심혈관 건강을 개선하는 강력한 도구임을 보여줍니다.

또한, 고강도 운동은 인슐린 민감성을 높여 혈당을 더 잘 조절할 수 있도록 돕고, 대사적 건강을 개선하여 내피세포에 가해지는 대사적 스트레스를 줄입니다. 혈당이 잘 조절되면 내피세포에 염증이 발생할 가능성이 줄어들며, 혈관 벽이 더 건강하게 유지됩니다. 고강도 운동을 통해 혈당이 안정되면 콜레스테롤 수치도 개선될 수 있어, 전반적인 심혈관 건강이 증진됩니다.

고강도 운동은 혈관 내피세포 기능을 개선하고, 폐 기능을 향상시키며 전반적인 심혈관 건강을 유지하는 데 중요한 역할을 합니다. 전단응력은 내피세포를 자극하여 산화질소 생성을 촉진하고, 혈관을 이완시켜 혈류를 원활하게 만듭니다. 또한, 고강도 운동은 혈류의 층류 상태를 유지하여 내피세포에 가해지는 물리적 자극을 일정하게 분포시키고, 혈관 내 염증을 줄이는 데 기여합니다. 더불어 폐 기능 향상을 통해 산소 공급을 최적화하여 내피세포 기능을 강화하고, 산화 스트레스를 줄입니다. 이 모든 요소는 동맥경화 예방과 심혈관 질환 관리에 중요한 역할을 하며, 고강도 운동을 규칙적으로 수행함으로써 혈관 건강을 유지하고 심장 질환의 위험을 줄일 수 있습니다.

꾸준한 운동이 주는 혈관 건강

꾸준한 운동은 산화질소의 분비를 촉진하여 혈관 건강을 개선하고, 심혈관 질환을 예방하는 데 중요한 역할을 합니다. 산화질소는 혈관을 이완시키고 혈류를 원활하게 하는 물질로, 특히 혈관 내피세포에서 생성되며 혈압 조절과 혈관 확장에 필수적입니다. 운동을 꾸준히 실천하면 산화질소 분비가 활발해지며, 이는 혈관 건강을 강화하고 다양한 심혈관계 질환의 위험을 낮추는 데 기여합니다.

산화질소는 혈관 벽을 따라 흐르는 혈액의 흐름을 촉진하여 혈관 이완을 유도하는 화학 물질입니다. 내피세포에서 분비된 산화질소는 혈관 근육층을 이완시켜 혈관이 확장되도록 돕고, 이를 통해 혈류가 원활해지며 혈압이 안정됩니다. 특히 운동 중에 혈류가 증가하면서 내피세포는 더 많은 산화질소를 생성하게 됩니다. 이는 운동이 내피세포에 가하는 자극 덕분에 이루어지며, 특히 꾸준한 유산소 운동은 산화질소 생산을 극대화하는 중요한 역할을 합니다.

운동 중에 심박수와 혈류량이 증가하면서 혈관 내벽에 전단응력이 가해집니다. 전단응력은 혈류가 빠르게 흐르면서 혈관 내벽을 자극하는 힘으로, 이 과정이 내피세포를 자극하여 산화질소를 더 많이 분비하게 만듭니다. 이때 산화질소는 혈관을 이완시키고, 혈관이 확장되어 혈류가 원활하게 흐를 수 있도록 돕습니다. 이러한 과정이 반복되면, 혈관이 더 유연하게 유지되고 혈관 경직성이 감소하여 혈압 조절이 더욱 용이해집니다. 이는 꾸준한 운동을 통해 산화질소 분비가 지속적으로 촉진될 수 있다는 점에서, 장기적으로 혈관 건강을 유지하는 데 매우 중요한 역할을 합니다.

산화질소는 심혈관계 건강에 필수적인 물질입니다. 충분한 산화질소가 분비되면 혈관 내 염증이 줄어들고, 혈관이 유연성을 유지하며 동맥경화와 같은 질환을 예방할 수 있습니다. 산화질소는 항염증 물질로 작용하여 혈관 내벽의 염증 반응을 억제하고, 세포 손상을 방지합니다. 따라서 꾸준한 운동을 통해 산화질소가 활발하게 생성되면, 혈관 내 염증을 줄여 심혈관 질환의 발병 위험을 낮출 수 있습니다. 또한, 산화질소는 산화 스트레스를 줄여 혈관 내피세포가 손상되지 않도록 보호하는 역할도 합니다. 산화 스트레스는 활성산소가 과도하게 축적되면서 세포에 손상을 입히는 현상으로, 산화질소는 활성산소를 억제하고 세포 보호를 도와 혈관 기능을 정상적으로 유지합니다.

꾸준한 운동이 산화질소 분비에 미치는 또 다른 중요한 효과는 심혈관 질환 예방입니다. 산화질소가 충분히 생성되고 혈관이 이완되면, 동맥경화와 같은 혈관 질환의 진행이 늦춰지거나 예방될 수 있습니다. 동맥경화는 혈관 내벽에 콜레스테롤이나 지방이 축적되어 혈관이 좁아지는 현상으로, 산화질소는 이 축적 과정을 늦추고 혈류가 원활하게 흐르도록 도와줍니다. 꾸준한 운동은 이러한 과정을 지속적으로 유지하며, 혈관이 건강한 상태를 오랫동안 유지할 수 있도록 돕습니다. 운동을 규칙적으로 할수록 산화질소 분비가 증가하고, 이는 혈관 내 콜레스테롤 축적을 줄여주어 동맥경화 예방에 중요한 역할을 합니다.

꾸준한 운동을 통해 심혈관계 건강이 개선되는 또 하나의 이유는 혈압 조절입니다. 산화질소는 혈압을 낮추는 데 중요한 역할을 하며, 꾸준히 운동을 하게 되면 산화질소 분비가 증가하여 자연스럽게 혈압이 안정됩니다. 혈압이 안정되면 심장이 혈액을 펌프질하는 부담이 줄어들고, 이는 심장 건강을 유지하는 데도 긍정적인 영향을 미칩니다. 또한, 고혈압은 심혈관 질환의 중요한 위험 요소 중 하나이기 때문에, 꾸준한 운동을 통해 산화질소 분비가 촉진되고 혈압이 조절되면 심장질환의 위험도 동시에 감소하게 됩니다.

운동을 통해 산화질소 분비가 촉진되면, 신체의 대사 기능도 개선될 수 있습니다. 산화질소는 근육과 같은 말초 조직에 산소와 영양분을 더 효과적으로 공급하는 역할을 하며, 이는 근육의 회복과 성장에 긍정적인 영향을 미칩니다. 근육이 산소를 더 많이 사용할 수 있게 되면, 대사 기능이 향상되고 에너지를 보다 효율적으로 소모할 수 있게 됩니다. 이로 인해 체중 관리와 대사성 질환 예방에도 도움을 주며, 전반적인 신체 건강을 유지하는 데 기여합니다.

따라서 꾸준한 운동을 통해 산화질소 분비가 활발해지면, 혈관 이완, 혈압 조절, 혈관 내 염증 감소 등 다양한 방식으로 심혈관 건강을 개선할 수 있습니다. 또한, 산화질소는 산화 스트레스와 염증을 줄여 내피세포를 보호하며, 동맥경화와 같은 심혈관 질환의 위험을 줄이는 데 중요한 역할을 합니다. 꾸준한 운동은 이와 같은 산화질소 분비를 지속적으로 촉진하여, 장기적으로 건강한 혈관과 심혈관계를 유지할 수 있도록 돕습니다.

동맥경화를 되돌리기엔 부족한 저강도 운동

운동은 전반적인 건강을 유지하고 심혈관 질환을 예방하는 데 중요한 역할을 합니다. 그러나 모든 운동이 동일한 효과를 가져다주지는 않습니다. 특히 저강도 운동은 건강 유지에 일정한 이점을 제공할 수 있지만, 동맥경화의 진행을 막거나 근감소증을 예방하는 데 있어 한계가 있을 수 있습니다. 이 장에서는 저강도 운동의 한계를 분석하고, 이로 인해 발생할 수 있는 문제들, 특히 동맥경화의 악화와 근감소의 위험에 대해 살펴보겠습니다.

저강도 운동은 상대적으로 낮은 강도로 수행되는 운동을 의미합니다. 걷기, 가벼운 스트레칭, 가벼운 요가 등이 저강도 운동의 대표적인 예입니다. 이러한 운동은 신체에 큰 부담을 주지 않으며, 주로 전신의 혈액순환을 촉진하고, 경직된 근육을 이완시키는 데 도움이 됩니다. 저강도 운동은 특히 운동을 처음 시작하는 사람들, 고령자, 또는 특정 건강 상태로 인해 고강도 운동이 어려운 사람들에게 유익할 수 있습니다.

그러나 저강도 운동은 그 자체로 심혈관 건강을 크게 개선하거나, 동맥경화와 같은 심각한 질환을 예방하는 데 충분하지 않을 수 있습니다. 저강도 운동은 심박수와 대사율을 크게 높이지 않기 때문에, 혈액 내 산소 공급을 극대화하거나, 내피세포 기능을 크게 향상시키는 효과가 제한적입니다. 이로 인해 동맥경화의 예방이나 진행 억제에 있어 그 효과가 미미할 수 있습니다.

저강도 운동은 혈관 건강을 유지하는 데 있어 제한적인 효과를 나타낼 수 있습니다. 고강도 운동이 내피세포의 산화질소(산화질소) 생성을 촉진하고, 혈관 확장과 혈압 조절에 기여하는 반면, 저강도 운동은 이러한 효과를 충분히 발휘하지 못합니다. 내피세포 기능이 충분히 개선되지 않으면, 동맥경화의 진행을 억제하는 데 필요한 생리적 변화를 유도하기 어려워집니다.

특히, 저강도 운동만으로는 심장 박동을 크게 증가시키지 못하고, 혈류에 가해지는 전단력이 충분하지 않아, 내피세포에 긍정적인 자극을 제공하지 못할 수 있습니다. 이는 동맥 내 플라크의 형성 및 성장을 억제하는 데 필요한 자극이 부족하게 되어, 오히려 동맥경화가 악화될 위험이 존재합니다. 동맥경화가 진행되면, 혈관이 좁아지고 딱딱해지며, 결국 혈류가 방해받아 심장마비나 뇌졸중과 같은 심각한 심혈관 사건이 발생할 수 있습니다.

또한, 저강도 운동은 근육량 유지에 있어 충분한 자극을 제공하지 못할 수 있습니다. 근감소증(sarcopenia)은 나이가 들면서 자연스럽게 발생하는 근육량 감소 현상으로, 신체의 기능적 능력을 저하시켜 생활의 질을 떨어뜨릴 수 있습니다. 저강도 운동은 근육에 가하는 저항이나 부하가 낮기 때문에, 근육 성장을 촉진하거나 유지하는 데 있어 한계가 있습니다.

특히, 나이가 들수록 근육량을 유지하고 강화를 촉진하기 위해서는 중간에서 고강도 운동, 특히 저항 운동이 필요합니다. 저강도 운동만으로는 근육 섬유에 충분한 자극을 주지 못하여, 근감소증을 예방하는 데 있어 효과가 제한적입니다. 근감소증이 발생하면 근력이 감소하고, 신체 균형과 이동 능력이 저하되어 낙상 위험이 증가하며, 전반적인 신체 기능이 약화될 수 있습니다.

저강도 운동의 한계를 극복하기 위해서는 이를 보완할 수 있는 추가적인 운동 전략이 필요합니다. 먼저, 저강도 운동을 통해 얻을 수 있는 기본적인 신체 활동의 혜택을 유지하면서, 주기적으로 중간 강도 이상의 운동을 추가하는 것이 좋습니다. 예를 들어, 걷기 운동에 가벼운 조깅이나 인터벌 트레이닝을 추가하여 심박수를 더욱 높이고, 혈류 개선 효과를 극대화할 수 있습니다.

또한, 저항 운동을 병행하는 것도 중요합니다. 저항 운동은 근육에 부하를 가하여 근육 성장을 촉진하고, 근감소증을 예방하는 데 효과적입니다. 이는 특히 고령자나 근육량이 적은 사람들에게 필수적인 운동 방법으로, 근력을 유지하고 전반적인 신체 기능을 개선하는 데 도움을 줄 수 있습니다.

마지막으로, 운동 후 충분한 휴식과 영양 섭취도 중요합니다. 운동 후 근육 회복을 촉진하기 위해 단백질이 풍부한 식단을 섭취하고, 적절한 휴식을 취하는 것이 필요합니다. 이는 근육 손상을 최소화하고, 근육 성장을 돕는 데 중요한 역할을 합니다.

심혈관 건강을 유지하고 개선하기 위해 운동은 필수적입니다. 특히 고강도 운동은 심혈관 기능을 강화하고 동맥경화와 같은 심혈관 질환의 예방에 효과적이라는 점이 널리 알려져 있습니다. 그러나 모든 사람이 고강도 운동을 쉽게 할 수 있는 것은 아닙니다. 심장병, 고혈압, 관절 문제, 고령 등의 이유로 고강도 운동이 어려운 사람들은 효과적인 대안을 찾는 것이 필요합니다. 이러한 사람들에게 체외 역박동 강화술(EECP)는 매우 유용한 옵션이 될 수 있습니다.

9장
내피세포 회복을 위한 EECP

EECP의 원리와 작동 방식

 체외 역박동 강화술(EECP, Enhanced External Counterpulsation)은 비침습적이고 효과적인 심혈관 치료법으로, 주로 협심증, 심부전, 그리고 기타 심혈관 질환을 앓고 있는 환자들에게 사용됩니다. EECP는 혈류를 개선하고, 혈관 내피세포의 기능을 강화하며, 전반적인 심혈관 건강을 증진하는 데 기여합니다. 이 장에서는 EECP의 기본 원리와 작동 방식을 자세히 설명하겠습니다.

 EECP는 심장이 이완하는 동안 다리와 하체에 있는 혈액을 심장 쪽으로 밀어올려 심장으로의 혈류를 증가시키는 치료법입니다. 이 치료법은 주로 심장 근육으로의 혈액 공급이 부족해지는 협심증 환자들에게서 심근 관류(심장 근육에 공급되는 혈액 흐름)를 개선하는 데 사용됩니다. EECP는 심장의 혈액 펌프 작용을 보조함으로써, 심장에 더 많은 혈액과 산소를 공급하게 되어, 심장 근육의 기능을 개선하는 데 기여합니다.

EECP는 다리와 하체에 착용하는 특수한 공기 주머니를 통해 작동합니다. 이 공기 주머니는 대퇴부(허벅지), 종아리, 발목 부위에 위치하며, 심장 박동에 맞추어 순차적으로 압박을 가합니다. 압박은 심장이 이완하는 동안(이완기) 가해지며, 이 압박이 다리와 하체의 혈액을 심장으로 밀어올리는 역할을 합니다. 심장으로 돌아가는 혈액의 양이 증가하면서, 심장의 혈액 공급이 개선되고, 심근 관류가 증가합니다.

EECP 장치는 환자의 심전도(EKG) 신호에 맞춰 작동합니다. 심전도는 심장의 전기적 활동을 기록하는데, EECP는 이를 기반으로 심장 박동의 타이밍을 정확히 파악합니다. 심전도 신호는 압박 공기 주머니에 압력을 가하는 시점을 결정하는 데 사용됩니다. 심장이 수축할 때(수축기) 공기 주머니의 압력이 해제되고, 이완기 동안 다시 압박이 시작됩니다. 이러한 동기화 과정은 심장의 부하를 줄이고, 심장으로 돌아오는 혈류를 최적화하여 심근에 산소 공급을 개선합니다.

EECP의 작동 원리는 단순히 혈류를 증가시키는 것에만 그치지 않습니다. 이 치료법은 혈류 재분배를 통해 관상동맥 순환을 개선하는 데도 기여합니다. EECP가 다리와 하체의 혈액을 심장 쪽으로 밀어올리면, 이로 인해 심장 근육으로의 혈액 공급이 증가합니다. 특히, 협심증 환자에서는 이 과정이 심장 근육에 필요한 산소를 더 많이 공급하는 효과를 가져옵니다. 또한, EECP는 새로운 혈관(신생 혈관)의 형성을 촉진하여, 기존의 막힌 혈관을 우회하는 경로를 형성하는 데 도움이 될 수 있습니다. 이러한 과정은 심장으로의 혈류를 개선하고, 심근 허혈(심장 근육으로의 산소 공급 부족)을 완화하는 데 기여합니다.

EECP는 혈관 내피세포의 기능을 개선하는 데 중요한 역할을 합니다. 내피세포는 혈관 내벽을 덮고 있는 얇은 세포층으로, 혈관의 이완과 수축, 염증 반응 조절, 그리고 혈액 응고 조절에 중요한 역할을 합니다. EECP는 혈류를 증가시키고, 내피세포에 가해지는 전단력을 강화하여, 내피세포의 산화질소(산화질소) 생성 능력을 향상시킵니다. 산화질소는 혈관을 확장시키고, 혈압을 낮추며, 혈류를 개선하는 데 중요한 물질입니다. EECP를 통해 내피세포 기능이 강화되면, 동맥경화의 진행을 억제하고, 전반적인 혈관 건강을 유지하는 데 도움이 됩니다.

EECP는 심장뿐만 아니라 전신의 혈류를 개선하는 데도 효과적입니다. 이 치료법은 하체의 혈류를 심장 쪽으로 밀어올려 전신적 혈액 순환을 촉진하며, 혈관의 저항을 감소시켜 혈압을 낮추는 데 기여합니다. 이는 심혈관 건강 전반에 긍정적인 영향을 미치며, 고혈압 환자들에게 특히 유용할 수 있습니다. EECP를 통해 전신 혈류가 개선되면, 산소와 영양소가 보다 효과적으로 조직에 공급되고, 신체 전반의 대사 기능이 향상됩니다.

EECP는 심혈관 질환을 가진 환자들에게 다양한 임상적 혜택을 제공합니다. 협심증 환자들은 EECP를 통해 흉통이 완화되고, 운동 능력이 향상되며, 삶의 질이 개선될 수 있습니다. 또한, 심부전 환자들에게서 EECP는 심장 기능을 강화하고, 피로감을 줄이며, 일상 활동을 보다 쉽게 수행할 수 있도록 도와줍니다.

EECP는 약물치료나 수술이 어려운 환자들에게도 유용한 대안이 될 수 있습니다. 특히, 수술을 원하지 않거나 수술이 위험한 환자들에게 비침습적인 EECP는 심혈관 건강을 개선하는 효과적인 방법으로 사용될 수 있습니다. 또한, EECP는 예방적 치료로도 사용될 수 있어, 심혈관 질환의 위험을 감소시키고, 전반적인 건강을 유지하는 데 기여할 수 있습니다.

EECP가 심장 재활에 중요한 이유

심장 재활은 심장 질환을 앓고 난 후 환자의 회복과 삶의 질을 향상시키기 위한 중요한 치료 과정입니다. 이 과정은 심혈관 건강을 회복하고, 재발을 방지하며, 환자의 전반적인 신체 기능을 향상시키는 것을 목표로 합니다. EECP는 심장 재활 프로그램에서 중요한 역할을 하는 치료법으로, 특히 고강도 운동이 어려운 환자들에게 큰 도움이 됩니다. EECP는 심장 재활의 여러 측면에서 긍정적인 영향을 미치며, 심혈관 질환의 예방과 관리를 돕는 중요한 도구로 자리 잡고 있습니다.

심장 재활의 주요 목표 중 하나는 심근(심장 근육)의 혈류를 개선하여 심장 기능을 회복하는 것입니다. 심장마비나 협심증과 같은 심혈관 질환을 앓은 환자들은 심근으로의 혈류가 원활하지 않아 심장 기능이 저하될 수 있습니다. EECP는 하체의 혈류를 심장 쪽으로 밀어올려 심근 관류를 개선하는 데 탁월한 효과를 발휘합니다. 이로 인해 심장 근육에 더 많은 산소와 영양분이 공급되며, 손상된 심근이 회복되고 심장 기능이 강화됩니다.

심장 기능이 회복되면, 환자는 일상적인 활동을 더 쉽게 수행할 수 있게 되고, 피로와 호흡 곤란 등의 증상이 완화됩니다. 또한, EECP는 새로운 혈관(신생 혈관)의 형성을 촉진하여, 기존의 막힌 혈관을 우회하는 경로를 형성함으로써 심근 허혈(심장 근육으로의 산소 공급 부족)을 완화하는 데 도움을 줍니다. 이는 심장 재활의 중요한 목표 중 하나인 심근 회복을 지원하는 핵심적인 이유입니다.

EECP는 비침습적인 치료법으로, 수술이나 고위험 약물치료에 비해 부작용이 적고 안전성이 높습니다. 이는 특히 수술을 받을 수 없는 환자나, 수술에 대한 두려움이 있는 환자들에게 적합한 대안이 됩니다. EECP는 체외에서 진행되는 치료이기 때문에, 환자들이 치료 과정에서 심리적인 부담을 덜 느끼고, 회복 시간도 빠릅니다.

또한, EECP는 다양한 심혈관 상태를 가진 환자들에게 적용할 수 있으며, 고강도 운동이 어려운 환자들에게 특히 유용합니다. 고령자나 운동 능력이 저하된 환자들은 고강도 운동을 통해 얻을 수 있는 심혈관 이점을 누리기 어려운 경우가 많습니다. EECP는 이러한 환자들에게 고강도 운동과 유사한 혈관 개선 효과를 제공하며, 안전하게 심장 재활을 진행할 수 있도록 도와줍니다.

EECP는 심장 재활 과정에서 혈관 내피세포의 기능을 크게 개선하는 역할을 합니다. 내피세포는 혈관의 가장 안쪽을 덮고 있는 세포층으로, 혈관 건강을 유지하는 데 핵심적인 역할을 합니다. 내피세포는 혈관을 확장시키는 산화질소(산화질소)를 생성하여 혈액 순환을 원활하게 하고, 혈관의 탄력성을 유지합니다. EECP는 내피세포에 가해지는 전단력을 증가시켜 산화질소 생성이 촉진되도록 돕습니다. 이로 인해 혈관이 확장되고, 혈류가 개선되며, 혈압이 안정화됩니다.

내피세포 기능의 향상은 동맥경화와 같은 혈관 질환의 진행을 억제하고, 전반적인 심혈관 건강을 증진시키는 데 중요한 역할을 합니다. 심장 재활의 목표 중 하나는 재발 위험을 줄이고, 환자의 심혈관 상태를 장기적으로 개선하는 것입니다. EECP를 통해 내피세포 기능이 개선되면, 심혈관 질환의 재발 위험이 감소하고, 환자의 장기적인 건강 전망이 향상됩니다.

심장 재활 프로그램의 중요한 목표 중 하나는 환자의 증상을 완화하고, 삶의 질을 향상시키는 것입니다. EECP는 흉통, 피로, 호흡 곤란 등의 증상을 완화하는 데 효과적입니다. 심혈관 질환으로 인해 심장 기능이 저하된 환자들은 이러한 증상으로 인해 일상생활에 큰 어려움을 겪을 수 있습니다. EECP는 심장으로의 혈류를 증가시켜, 심장 근육에 더 많은 산소가 공급되도록 함으로써, 이러한 증상을 효과적으로 완화합니다.

또한, EECP는 환자들의 운동 능력을 향상시켜, 일상적인 신체 활동을 보다 쉽게 수행할 수 있도록 도와줍니다. 이는 환자들이 일상생활에서 더 독립적으로 활동할 수 있게 하며, 전반적인 삶의 질을 크게 향상시킵니다. EECP 치료를 받은 환자들은 일상적인 활동을 더 쉽게 수행하고, 치료 전보다 더 나은 생활을 할 수 있다는 점에서 높은 만족도를 보입니다.

EECP는 단기적인 증상 완화뿐만 아니라, 장기적인 심혈관 건강을 개선하는 데도 중요한 역할을 합니다. 심장 재활의 목표는 단순히 현재의 증상을 관리하는 것뿐만 아니라, 장기적으로 심혈관 건강을 유지하고, 심혈관 사건의 재발을 방지하는 것입니다. 연구에 따르면, EECP 치료를 받은 환자들은 심혈관 사건 발생률이 낮아지고, 심장 기능이 장기적으로 향상되는 경향을 보였습니다. 이는 EECP가 혈관 구조와 기능을 근본적으로 개선하는 데 기여하기 때문입니다.

또한, EECP는 심장 재활 프로그램의 일환으로 사용될 때, 환자들이 보다 적극적으로 건강 관리에 참여하도록 독려할 수 있습니다. 환자들은 EECP 치료를 통해 심혈관 건강이 개선되는 것을 경험함으로써, 건강한 생활습관을 유지하려는 동기부여를 얻을 수 있습니다. 이는 재발 방지와 장기적인 건강 유지에 긍정적인 영향을 미칠 수 있습니다.

EECP는 심장 재활 프로그램에서 중요한 역할을 하는 치료법으로, 심혈관 질환을 앓고 난 후 환자들의 회복과 삶의 질 향상에 크게 기여합니다. 이 치료법은 심근 관류를 개선하고, 혈관내피세포의 기능을 강화하며, 전반적인 심혈관 건강을 증진시키는 데 효과적입니다. 특히 고강도 운동이 어려운 환자들에게 안전하고 비침습적인 대안을 제공함으로써, 심장 재활의 목표를 달성하는 데 중요한 도구로 활용될 수 있습니다. EECP는 단기적인 증상 완화와 함께 장기적인 심혈관 건강 개선을 목표로 하며, 환자들의 삶의 질을 향상시키고 심혈관 사건의 재발을 예방하는 데 중요한 역할을 합니다.

EECP, 동맥경화에 효과적인 방법

동맥경화의 진행을 억제하고 혈관 건강을 회복시키기 위해 다양한 치료법이 사용되는데, 그중 EECP는 비침습적이며 효과적인 치료법으로 주목받고 있습니다. EECP는 혈류를 증가시키는 데 매우 효과적입니다. 치료 과정에서 EECP는 다리와 하체에 공기 주머니를 착용하고, 심장 박동과 동기화된 압박을 가해 혈액을 심장 쪽으로 밀어올립니다. 이로 인해 심장으로 돌아오는 혈액의 양이 증가하고, 혈관을 따라 흐르는 혈류가 크게 개선됩니다. 이러한 혈류의 증가는 동맥경화 진행을 억제하는 중요한 요소로 작용합니다.

동맥경화는 혈관 내 플라크가 형성되면서 혈관이 좁아지고 경직되는 질환입니다. 그러나 EECP 치료를 통해 혈류가 원활해지면, 혈관 내 압력이 안정적으로 유지되고, 플라크가 더 이상 커지지 않도록 억제할 수 있습니다. 특히, 혈류 증가로 인해 산소와 영양분이 충분히 공급되면서 혈관 벽의 기능이 개선되고, 플라크 형성이 감소하는 효과를 기대할 수 있습니다.

혈관 내피세포는 혈관 건강을 유지하는 데 매우 중요한 역할을 합니다. 내피세포는 혈관의 가장 안쪽을 덮고 있는 얇은 세포층으로, 혈관의 이완과 수축을 조절하고, 혈관 벽을 보호하며, 염증 반응을 조절하는 역할을 합니다. 동맥경화가 진행되면, 내피세포의 기능이 저하되어 혈관이 경직되고 염증 반응이 증가하게 됩니다.

EECP는 내피세포의 기능을 크게 개선하는 데 도움이 됩니다. EECP는 혈류를 증가시켜 내피세포에 가해지는 전단응력을 높입니다. 이로 인해 내피세포는 더 많은 산화질소를 생성하게 되며, 산화질소는 혈관을 확장시키고 염증을 억제하는 중요한 역할을 합니다. 산화질소의 증가로 혈관이 이완되고 탄력이 회복되며, 이는 동맥경화의 진행을 늦추고 혈관을 보호하는 데 중요한 역할을 합니다.

또한, 내피세포 기능이 개선되면 혈관 내 염증 반응이 감소하고, 동맥경화로 인한 손상이 줄어들게 됩니다. 내피세포가 건강하게 유지되면, 혈관 벽의 경직성을 완화하고, 플라크 형성을 억제하며, 혈관이 본래의 기능을 더 잘 수행할 수 있게 됩니다. EECP는 이러한 내피세포 기능 개선을 통해 동맥경화 환자들의 혈관 건강을 전반적으로 향상시키는 데 기여합니다.

동맥경화로 인해 주요 혈관이 막히거나 좁아지면, 혈류가 원활하지 않아 심장 근육이나 다른 장기로의 산소 공급이 부족해질 수 있습니다. 이때 EECP는 혈관 신생(angiogenesis)을 촉진하여 새로운 혈류 우회로를 형성하는 데 도움을 줄 수 있습니다. 혈관 신생은 기존의 혈관이 막히거나 좁아졌을 때, 새로운 작은 혈관이 형성되어 혈류를 보조하는 과정입니다.

EECP 치료는 다리와 하체에 가해지는 반복적인 압박을 통해 혈류를 증가시키고, 이로 인해 혈관 신생이 촉진됩니다. 새로운 혈관이 형성되면, 기존의 막힌 혈관을 우회하여 혈액이 흐를 수 있는 경로가 생기게 되어, 혈액 공급이 원활해지고 심근 허혈 상태가 개선될 수 있습니다. 이는 심장이나 뇌와 같은 중요한 장기에 충분한 혈액을 공급하는 데 도움이 되며, 동맥경화로 인한 합병증의 발생을 예방하는 데 중요한 역할을 합니다.

동맥경화는 산화 스트레스와 염증 반응이 중요한 역할을 합니다. 산화 스트레스는 자유 라디칼의 과도한 생성으로 인해 세포가 손상되는 상태를 말하며, 이는 내피세포 손상과 동맥경화의 진행을 촉진합니다. 염증 반응 역시 동맥경화의 주요 원인 중 하나로, 염증이 진행되면서 혈관 내 플라크가 더 두꺼워지고 경직성이 증가합니다.

EECP는 산화 스트레스를 감소시키고 항염증 효과를 발휘하는 데 중요한 역할을 합니다. EECP는 내피세포의 산화질소 생성을 증가시켜 산화 스트레스를 줄이는 동시에, 염증성 사이토카인의 생성을 억제하여 염증 반응을 완화합니다. 이로 인해 혈관 내 염증이 감소하고, 동맥경화로 인한 혈관 손상이 줄어들게 됩니다. 또한, EECP는 항산화 효소의 활성을 높여 체내 산화 스트레스를 완화하고, 혈관 내피세포의 건강을 유지하는 데 기여합니다.

동맥경화는 고혈압과 밀접하게 관련되어 있습니다. 고혈압은 혈관 벽에 지속적으로 높은 압력을 가해 혈관이 손상되고, 이로 인해 동맥경화가 진행될 수 있습니다. EECP는 혈압을 낮추고, 혈관의 저항을 감소시켜 전신적인 혈압 조절을 돕는 역할을 합니다. 이는 혈관 벽에 가해지는 압력을 줄여 혈관 손상을 방지하고, 동맥경화의 진행을 억제하는 데 중요한 역할을 합니다.

EECP는 심장으로의 혈류를 증가시키는 동시에, 말초 혈관의 저항을 줄여 혈압을 낮추는 효과를 제공합니다. 혈압이 안정되면, 혈관이 손상될 위험이 줄어들고, 혈관 내 플라크가 더 이상 커지지 않도록 억제할 수 있습니다. 이는 동맥경화 환자들에게 특히 중요하며, 전반적인 심혈관 건강을 유지하는 데 필수적인 요소입니다.

EECP는 동맥경화 치료에 있어 매우 효과적인 비침습적 치료법으로, 혈류 개선, 내피세포 기능 강화, 혈관 신생 촉진, 산화 스트레스 감소, 그리고 혈압 조절 등의 여러 측면에서 긍정적인 영향을 미칩니다. 이 치료법은 동맥경화의 진행을 억제하고, 심혈관 질환의 발생 위험을 줄이는 데 중요한 역할을 합니다. 특히, 수술이나 약물치료가 어려운 환자들에게 EECP는 안전하고 효과적인 대안이 될 수 있으며, 심혈관 건강을 장기적으로 개선하는 데 기여할 수 있습니다. EECP는 동맥경화로 인한 혈관 손상을 예방하고, 환자들이 보다 건강한 삶을 영위할 수 있도록 돕는 중요한 치료 도구입니다.

혈관건강을 위한 정맥영양요법

은행잎 추출물

은행잎 추출물(Ginkgo Biloba Extract, GBE)은 혈관 건강을 포함한 여러 생리적 기능을 지원하는 다양한 유익한 특성을 지닌 보충제입니다. 은행잎 추출물은 항산화, 항염증 및 항혈전 특성을 가지고 있어 혈관 건강을 유지하고 개선하는 데 중요한 역할을 합니다.

은행잎 추출물은 강력한 항산화 작용을 통해 활성 산소를 제거하고, 산화 스트레스를 줄이는 데 도움을 줍니다. 산화 스트레스는 혈관 내피 세포를 손상시키고 동맥경화의 주요 원인이 될 수 있기 때문에, 은행잎 추출물의 항산화 특성은 혈관 건강을 유지하는 데 매우 중요합니다. 이로 인해 내피 세포가 보호되고,

혈관 벽의 염증이 줄어들어 동맥경화의 위험이 감소합니다.

은행잎 추출물은 또한 항염증 작용을 통해 염증성 사이토카인의 생성을 억제하여 염증 반응을 완화합니다. 염증은 동맥경화와 같은 심혈관 질환의 주요 원인 중 하나로, 염증이 줄어들면 혈관의 탄력성이 개선되고 혈류가 원활해집니다. 이는 심혈관 건강을 전반적으로 개선하는 데 기여합니다.

또한, 은행잎 추출물은 혈관 확장과 혈류 개선에 직접적인 영향을 미칩니다. 이는 주로 산화질소의 생성을 촉진하고, 엔도텔린-1(ET-1) 수치를 감소시키는 작용을 통해 이루어집니다. 산화질소는 혈관을 확장시키는 역할을 하며, 엔도텔린-1은 혈관을 수축시키는 역할을 하기 때문에, 은행잎 추출물은 이 두 가지 균형을 조절하여 혈관 건강을 증진시킵니다.

혈류 개선과 관련하여, 은행잎 추출물은 혈소판 응집을 억제하여 항혈전 효과를 나타냅니다. 혈소판 응집이 억제되면 혈전 형성의 위험이 줄어들고, 이는 심근경색이나 뇌졸중과 같은 심혈관 사건의 예방에 도움을 줍니다.

알파리포산
알파리포산(또는 치옥트산)은 강력한 항산화제로서 다양한 생리적 기능을 지원하며, 특히 혈관 건강에 중요한 역할을 합니다.

알파리포산은 활성 산소를 제거하고 산화 스트레스를 줄이는 강력한 항산화 작용을 합니다. 산화 스트레스는 혈관 내피 세포를 손상시키고 동맥경화의 발병과 진행에 중요한 역할을 하므로, 치옥트산의 항산화 특성은 내피 세포를 보호하고 혈관 벽의 염증을 감소시켜 혈관 건강을 유지하는 데 기여합니다.

혈관 내피 세포는 혈관의 내면을 덮고 있는 세포층으로, 혈관의 확장과 수축을 조절하며, 혈액의 흐름을 원활하게 유지하는 데 중요한 역할을 합니다. 알파리포산은 내피 세포의 기능을 개선하여 혈관의 탄력성을 증가시키고 혈류를 개선합니다. 이는 혈압을 낮추고 심혈관 질환의 위험을 줄이는 데 도움이 됩니다.

또한, 알파리포산은 혈당 조절에도 중요한 역할을 합니다. 인슐린 감수성을 개선하여 혈당을 안정적으로 유지하는 데 도움을 줍니다. 고혈당은 혈관 내피 세포를 손상시키고 동맥경화의 위험을 증가시키기 때문에, 알파리포산을 통한 혈당 조절은 혈관 건강을 보호하는 데 매우 중요합니다. 이는 당뇨병 환자에게 특히 유익할 수 있습니다.

염증은 동맥경화 및 기타 심혈관 질환의 중요한 원인 중 하나입니다. 알파리포산은 항염증 작용을 통해 혈관 벽의 염증을 줄입니다. 염증성 사이토카인의 생성을 억제하여 염증 반응을 완화하고, 혈관의 건강을 유지하는 데 기여합니다.

알파리포산은 또한 혈중 지질 프로필을 개선하는 데 도움이 됩니다. 특히, HDL-콜레스테롤을 증가시키고 LDL-콜레스테롤을 감소시키는 데 긍정적인 영향을 미칠 수 있습니다. 건강한 지질 프로필은 동맥경화의 예방과 치료에 중요한 역할을 합니다.

추가적으로, 알파리포산은 혈전 형성을 억제하는 데 도움을 줄 수 있습니다. 이는 혈액의 점도를 낮추고, 혈전 생성의 위험을 줄이며, 심혈관 질환의 위험을 감소시키는 데 기여합니다.

셀레늄(Selenium, Se)

셀레늄은 항산화 효소인 글루타티온 퍼옥시데이스(GPx)의 중요한 구성 요소로, 활성 산소를 중화시키고 세포를 산화 스트레스에서 보호하는 역할을 합니다. 산화 스트레스는 혈관 내피 세포를 손상시켜 동맥경화와 같은 심혈관 질환을 유발할 수 있기 때문에, 셀레늄의 항산화 작용은 혈관 건강을 유지하는 데 매우 중요합니다. 셀레늄은 또한 염증성 사이토카인의 생성을 억제하여 혈관 염증을 감소시킵니다. 염증은 동맥경화의 주요 원인 중 하나로, 혈관 벽을 두껍게 하고 혈류를 제한할 수 있습니다. 아울러, 셀레늄은 면역 시스템을 강화하여 감염과 염증을 줄이는 데 도움을 줍니다. 셀레늄의 이러한 특성은 전반적인 혈관 건강을 증진시키고 심혈관 질환의 위험을 낮추는 데 기여합니다.

아연(Zinc, Zn)

아연은 300개 이상의 효소 활성에 필요하며, 유전자 전사와 단백질 합성에 중요한 역할을 합니다. 아연은 특히 항산화 효소인 슈퍼옥사이드 디스뮤타제(SOD)의 구성 요소로서, 활성 산소를 제거하여 산화 스트레스를 줄입니다. 산화 스트레스는 혈관 내피 세포의 기능을 저하시켜 동맥경화를 유발할 수 있기 때문에, 아연의 항산화 작용은 혈관 건강을 유지하는 데 필수적입니다. 아연 결핍은 혈관 확장을 감소시켜 혈관 경화를 초래할 수 있으며, 이는 고혈압과 같은 심혈관 질환의 위험을 증가시킵니다. 또한, 아연은 면역 기능을 강화하여 염증을 줄이고 혈관 건강을 보호합니다. 아연의 이러한 다면적인 역할은 심혈관 질환 예방과 치료에 중요한 요소로 작용합니다.

구리(Copper, Cu)

구리는 세포 호흡 및 에너지 대사에 관여하며, 콜라겐 및 엘라스틴과 같은 세포외 기질 단백질의 교차 결합을 촉진합니다. 이러한 기능은 혈관 벽의 구조적 무결성을 유지하는 데 중요합니다. 구리 결핍은 콜라겐과 엘라스틴의 합성을 방해하여 혈관 벽을 약화시키고, 이는 동맥경화 및 기타 혈관 질환의 위험을 증가시킬 수 있습니다. 또한, 구리는 항산화 효소인 SOD의 활성화에 필요하며, 이는 산화 스트레스를 줄여 혈관 내피 세포를 보호합니다. 구리의 이러한 특성은 전반적인 혈관 건강을 증진시키고 심혈관 질환의 예방에 기여합니다.

망간(Manganese, Mn)

　망간은 단백질 당화 및 지질 합성과 같은 대사 과정에 관여하며, 항산화 효소인 SOD의 보조 인자로 작용합니다. SOD는 활성 산소를 제거하여 산화 스트레스를 줄이고, 혈관 내피 세포를 보호합니다. 망간 결핍은 SOD의 활성을 저하시켜 산화 스트레스를 증가시키고, 이는 혈관 손상과 동맥경화의 위험을 높일 수 있습니다. 또한, 망간은 뼈 형성 및 유지에 중요한 역할을 하며, 이는 전반적인 신체 건강을 증진시키는 데 기여합니다. 망간의 이러한 다면적인 기능은 심혈관 건강 유지에 필수적입니다.

크롬(Chromium, Cr)

　크롬은 지질 및 단백질 대사에 필요하며, 인슐린의 작용을 돕는 보조 인자로 작용합니다. 인슐린 저항성은 당뇨병과 관련된 심혈관 질환의 주요 위험 요소로, 크롬은 인슐린 감수성을 개선하여 혈당을 조절하는 데 도움을 줍니다. 이는 고혈당으로 인한 혈관 손상을 예방하고, 혈관 건강을 유지하는 데 기여합니다. 그러나 크롬(VI)은 독성을 가지고 있어 주의가 필요합니다. 크롬의 적절한 섭취는 혈당 조절을 통해 심혈관 질환의 위험을 줄이고, 전반적인 혈관 건강을 증진시키는 데 중요한 역할을 합니다.

　미량 원소인 셀레늄, 아연, 구리, 망간, 크롬은 각각의 생리학적 특성을 통해 혈관 건강을 유지하고 심혈관 질환의 위험을 줄이는 데 중요한 역할을 합니다. 이들 원소의 적절한 섭취와 균형 잡힌 영양은 전반적인 심혈관 건강을 증진시키는 데 필수적입니다.

4부

동맥경화 되돌리는 음식

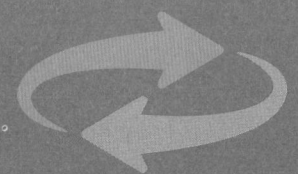

10장
혈관에 도움이 되는 올바른 식습관이란?

건강한 음식이 건강한 피를 만든다

"건강한 음식이 건강한 피를 만든다"는 간단하면서도 심오한 진리입니다. 우리가 섭취하는 음식은 단순히 에너지를 공급하는 역할만이 아니라, 우리 몸의 모든 세포와 기관에 직접적인 영향을 미칩니다. 혈관 건강을 유지하고 동맥경화를 예방하려면, 혈관을 구성하는 세포와 혈액에 긍정적인 영향을 주는 음식을 선택해야 합니다. 이는 특히 만성 염증을 줄이고 항산화 효과를 제공하는 식품들을 중심으로 한 균형 잡힌 식단으로 가능합니다.

우리의 혈액은 산소와 영양소를 온몸으로 운반하는 역할을 하며, 독소와 노폐물을 배출하는 데에도 중요한 역할을 합니다. 이러한 역할을 원활히 수행하려면 혈액이 깨끗하고 건강해야 하며, 이는 결국 우리가 섭취하는 음식의 질과 밀접하게 연결되어 있습니다. 건강한 음식이 혈액의 점도를 낮추고 혈액 속 염증 수치를 줄여주며, 혈관 내벽에 축적될 수 있는 불필요한 물질을 감소시키는 데 도움을 줍니다.

예를 들어, 오메가-3 지방산이 풍부한 생선이나 견과류는 혈액 내 염증을 억제하고, 혈관 내피세포를 보호하는 데 기여합니다. 이러한 음식은 혈중 나쁜 콜레스테롤 수치를 낮추어 동맥경화의 위험을 줄이는 데 도움을 줍니다. 또한, 다양한 채소와 과일에 포함된 항산화제는 산화 스트레스를 완화하여, 세포 손상을 방지하고 혈액을 더욱 맑고 깨끗하게 유지하는 역할을 합니다.

반대로, 포화 지방이나 트랜스 지방이 많이 포함된 가공식품은 혈액을 탁하게 하고, 혈관 벽에 염증을 유발해 동맥경화의 위험을 높입니다. 과도한 당 섭취 또한 혈당을 급격히 올려 인슐린 저항성을 증가시키고, 결국 혈액 속 염증을 촉진하게 됩니다.

따라서, 건강한 음식을 섭취하는 것은 단순히 혈관을 깨끗하게 하는 것을 넘어서, 혈관의 유연성과 탄력을 유지하고, 전반적인 혈액 순환을 개선하는 중요한 열쇠입니다. 이렇게 건강한 음식을 통해 혈액을 맑게 유지하는 것은 심장과 뇌를 포함한 모든 장기의 건강을 지키는 첫걸음이자, 삶의 질을 높이는 기본 조건입니다.

맛있는 것보다 건강한 것을 선택하기

맛있는 음식은 우리에게 큰 즐거움을 주지만, 그것이 항상 건강에 도움이 되는 것은 아닙니다. 특히 현대 사회에서는 고지방, 고당분, 그리고 인공 첨가물이 가득한 가공식품이 넘쳐나기 때문에, 건강을 지키기 위해서는 '맛있는 것'보다 '건강한 것'을 선택하는 것이 필요합니다. 여기서 말하는 '건강한 것'이란 우리 몸에 필요한 영양소를 풍부하게 제공하면서도, 혈관과 세포에 무리가 가지 않도록 설계된 식품을 의미합니다.

현대인들이 흔히 즐기는 달콤하고 기름진 음식들은 단기적으로는 기분을 좋게 하고 포만감을 줄 수 있지만, 장기적으로는 혈관을 막히게 하고 염증을 유발하여 동맥경화와 같은 심각한 건강 문제를 초래할 수 있습니다. 예를 들어, 트랜스 지방이 많이 포함된 패스트푸드나 고당분 간식은 혈관 벽에 염증을 일으키고, 혈당을 급격히 상승시켜 인슐린 저항성을 악화시킵니다. 이러한 음식을 반복해서 섭취할 경우, 심장병, 당뇨병, 고혈압 등 다양한 만성 질환의 위험이 커지게 됩니다.

반면에, 신선한 채소와 과일, 통곡물, 건강한 지방이 풍부한 견과류와 생선은 혈액을 맑게 하고 염증 수치를 낮추며, 필요한 영양소를 균형 있게 제공합니다. 이러한 음식들은 식이섬유와 항산화제가 풍부하여, 혈관을 건강하게 유지하고, 세포의 산화 스트레스를 줄이는 데 도움을 줍니다. 또한, 천천히 소화되고 흡수되어 혈당이 급격히 오르지 않도록 조절해 주며, 장기적인 건강 관리를 돕습니다.

맛있는 음식을 포기하는 것은 쉬운 일이 아닐 수 있습니다. 하지만 건강을 위한 장기적인 목표를 생각하며, 조금씩 건강한 식습관을 형성하는 것이 중요합니다. 처음에는 '맛있다'고 느껴지지 않을 수도 있지만, 시간이 지나면 건강한 음식이 주는 신선한 맛과 몸의 변화에 익숙해지고, 오히려 가공식품의 자극적인 맛에 의존하지 않게 될 것입니다. 결국, 맛있는 것을 잠시 포기하는 작은 노력이 평생 동안 건강을 지키고, 보다 활기찬 삶을 누릴 수 있게 하는 큰 열쇠가 됩니다.

혈관에 가장 좋다는 지중해식

지중해식 식단은 심혈관 건강을 개선하고 만성 질환을 예방하는 데 효과적인 식단으로 알려져 있습니다. 이 식단의 핵심 요소는 주로 신선한 채소와 과일, 통곡물, 건강한 지방, 적절한 단백질 섭취, 다양한 허브와 향신료를 활용한 조리법입니다. 이러한 요소들은 균형 잡힌 영양을 제공하며 항염과 항산화 작용을 통해 전반적인 건강을 지키는 데 도움을 줍니다.

지중해식 식단의 주요 요소 중 첫 번째는 풍부한 채소와 과일 섭취입니다. 채소와 과일은 다양한 비타민, 미네랄, 항산화 성분을 포함하고 있어 체내 염증을 줄이고 세포를 보호하는 데 기여합니다. 특히, 다양한 색상의 채소와 과일을 골고루 섭취함으로써 각기 다른 파이토케미컬을 얻을 수 있습니다.

통곡물 역시 지중해식 식단의 중요한 부분입니다. 통곡물은 정제하지 않은 상태로, 식이섬유, 비타민 B군, 미네랄이 풍부하여 혈당을 천천히 올리고 포만감을 오랫동안 유지시켜줍니다. 현미, 귀리, 보리, 통밀빵 등이 대표적인 통곡물 식품으로, 혈당과 콜레스테롤 수치를 조절하고 심혈관 건강을 지키는 데 도움을 줍니다.

건강한 지방 섭취 또한 지중해식 식단의 중요한 요소입니다. 이 식단에서는 주로 엑스트라 버진 올리브 오일과 같은 단일불포화 지방산이 풍부한 오일을 사용합니다. 올리브 오일은 강력한 항산화제 역할을 하며 나쁜 콜레스테롤을 낮추고 염증을 억제하는 데 도움을 줍니다. 또한 견과류와 씨앗류 역시 오메가-3 지방산과 비타민 E를 공급하여 심장과 혈관을 보호합니다.

단백질은 주로 생선, 가금류, 콩류에서 얻으며, 붉은 고기 섭취는 줄이는 것이 지중해식 식단의 특징입니다. 특히 생선에는 오메가-3 지방산이 풍부해 항염과 항산화 효과가 뛰어나며 동맥경화 예방과 혈액 순환 개선에 유익합니다. 콩류는 식물성 단백질을 제공하는 동시에 식이섬유와 미네랄도 포함하고 있어 혈당 조절에 도움을 줍니다.

마지막으로, 허브와 향신료의 활용이 많다는 점도 지중해식 식단의 매력 중 하나입니다. 소금 대신 허브와 향신료를 활용해 음식에 풍미를 더하며, 다양한 항산화 성분을 통해 염증을 억제하고 소화에 도움을 줍니다. 대표적인 허브와 향신료로는 바질, 오레가노, 로즈마리, 타임 등이 있습니다.

이러한 핵심 요소들이 조화를 이루어 지중해식 식단은 체내 염증을 줄이고 심혈관 건강을 지키며, 전반적인 건강을 유지하는 데 이상적인 식단으로 평가받고 있습니다.

지중해식을 한식에 접목하기

지중해식 식단을 한식에 접목하면 전통적인 한식의 장점을 살리면서도 건강에 좋은 지중해식 요소들을 더해 심혈관 건강과 전반적인 웰빙을 높일 수 있습니다. 한식에 익숙한 재료와 조리법에 지중해식 식단의 핵심 요소들을 자연스럽게 더하는 몇 가지 방법을 소개합니다.

먼저, 채소와 과일의 다양화를 고려해 볼 수 있습니다. 한식에서도 신선한 채소를 활용한 반찬이 많지만, 다양한 색깔의 채소와 과일을 추가하면 파이토케미컬의 이점을 더 누릴 수 있습니다. 예를 들어, 나물 무침에 적양배추, 방울토마토, 파프리카 등을 추가하면 지중해식 식단에서 강조하는 항산화 성분과 항염 효과를 더할 수 있습니다.

다음으로, 올리브 오일을 적절히 사용하는 것입니다. 한식에서 주로 사용되는 참기름이나 들기름과 함께, 지중해식의 핵심 재료인 엑스트라 버진 올리브 오일을 샐러드나 드레싱에 활용하면 건강한 단일불포화 지방을 섭취할 수 있습니다. 예를 들어, 냉채나 초무침에 올리브 오일을 조금 더해 신선한 맛과 고소한 풍미를 더하고, 혈관 건강에도 도움이 되는 지방을 섭취할 수 있습니다.

통곡물 활용도 좋은 접목 방법입니다. 한식에서는 주로 흰쌀밥이 중심이 되지만, 지중해식 식단의 통곡물 요소를 더하기 위해 현미, 귀리, 보리 등을 함께 섞어 밥을 짓는 방법이 있습니다. 통곡물은 식이섬유와 비타민, 미네랄이 풍부해 혈당을 천천히 올리고 포만감을 오래 유지시켜주는 장점이 있습니다.

단백질 섭취에도 지중해식 요소를 더해볼 수 있습니다. 한식에서 자주 쓰이는 돼지고기나 소고기 대신 가급적 생선, 두부, 콩류 등으로 단백질을 보충해볼 수 있습니다. 생선구이, 생선조림 같은 요리에 고등어나 연어를 사용하면 오메가-3 지방산을 섭취할 수 있고, 두부나 콩을 활용해 다양한 반찬을 만들면 혈관 건강과 심혈관 질환 예방에 도움이 됩니다.

마지막으로, 소금 대신 다양한 향신료와 허브를 활용하는 방법이 있습니다. 한식 요리에서 많이 사용하는 소금이나 간장을 줄이고, 대신 향신료와 허브를 더해보면 짠맛을 줄이면서도 풍미를 더할 수 있습니다. 예를 들어, 고기 요리나 나물 요리에 바질, 오레가노, 로즈마리 등을 곁들이면 색다른 향미를 더하면서 소금 섭취를 줄일 수 있어 건강한 식단을 유지하는 데 좋습니다.

이러한 방법들을 통해 한식을 유지하면서도 지중해식 식단의 건강 효과를 더한 균형 잡힌 식단을 만들 수 있습니다.

11장
항염증 및 항산화 식품의 힘

파이토케미컬이 풍부한 채소와 과일

파이토케미컬이 풍부한 채소와 과일은 동맥경화 예방과 혈관 건강 유지에 중요한 역할을 합니다. 파이토케미컬은 식물에서 자연적으로 생성되는 화합물로, 항산화, 항염, 면역 강화 등의 다양한 건강 효과를 제공합니다. 특히, 혈관 벽의 산화 스트레스를 줄이고 염증을 억제하여 동맥경화의 진행을 늦추는 데 도움을 줍니다. 여러 연구에 따르면, 파이토케미컬이 풍부한 식단을 섭취하는 사람들은 그렇지 않은 사람들에 비해 심혈관 질환 발생 위험이 낮아진다는 연구들은 이미 많이 있습니다.

채소와 과일 속 파이토케미컬은 각각 독특한 색을 나타내는 경우가 많아, 다양한 색상의 채소와 과일을 섭취하는 것이 중요합니다. 각 색상의 채소와 과일에는 다양한 파이토케미컬이 함유되어 있으며, 각기 다른 기능으로 건강을 지원합니다.

빨간색 채소와 과일

붉은색 채소와 과일에는 강력한 항산화제인 라이코펜과 안토시아닌이 풍부하게 함유되어 있어, 동맥경화 예방과 심혈관 건강에 큰 도움이 됩니다. 붉은색은 강력한 산화 방지 효과를 지닌 파이토케미컬들이 만들어내는 색으로, 이들 성분은 산화 스트레스를 줄이고 세포 손상을 예방하여 혈관을 깨끗하게 유지하는 데 기여합니다.

라이코펜은 대표적인 붉은색 파이토케미컬로, 특히 토마토, 수박, 자몽, 붉은 피망 등에 많이 들어 있습니다. 라이코펜은 나쁜 콜레스테롤(LDL)의 산화를 막아 동맥 벽에 콜레스테롤이 쌓이는 것을 억제하고, 염증을 줄여 혈관을 보호하는 데 도움을 줍니다. 연구에 따르면, 라이코펜을 꾸준히 섭취한 사람들은 그렇지 않은 사람들보다 심혈관 질환 발병률이 낮아지는 경향이 있습니다.

붉은색 식품 중에서 딸기와 체리와 같은 과일에는 안토시아닌이 풍부합니다. 안토시아닌은 강력한 항산화 성분으로, 염증을 억제하고 혈관 내피세포를 보호하여 동맥경화의 진행을 늦추는 효과가 있습니다. 안토시아닌은 또한 혈압을 낮추는 데 도움이 되어, 고혈압으로 인한 혈관 손상을 예방하는 데 기여합니다.

이 외에도, 붉은 사과와 석류는 폴리페놀과 같은 항산화 성분을 포함하고 있어, 심혈관 건강을 전반적으로 개선하는 데 유익합니다. 붉은 사과에 포함된 퀘르세틴은 항염 작용을 하여 혈관 염증을 줄여주고, 석류에 함유된 엘라지타닌은 혈관 확장과 혈류 개선을 도와줍니다.

이와 같이 붉은색 채소와 과일은 강력한 항산화 및 항염 효과로 동맥경화 예방에 중요한 역할을 합니다. 다양한 붉은색 식품을 일상 식단에 포함하면, 산화와 염증으로부터 혈관을 보호하여 혈관 건강을 오래도록 지킬 수 있습니다.

주황색 채소와 과일

주황색 채소와 과일에는 베타카로틴, 플라보노이드, 비타민 C와 같은 강력한 파이토케미컬이 풍부하게 포함되어 있어, 동맥경화 예방과 혈관 건강에 중요한 역할을 합니다. 이들 성분은 항산화 작용과 면역 강화 효과가 뛰어나며, 특히 혈관 내 염증을 줄이고 산화 손상을 예방하는 데 도움을 줍니다.

베타카로틴은 대표적인 주황색 파이토케미컬로, 체내에서 비타민 A로 전환되어 세포 건강을 유지하고 면역력을 높이는 데 기여합니다. 베타카로틴은 동맥벽을 보호하고, 염증을 줄여 동맥경화의 위험을 낮추는 역할을 합니다. 대표적인 베타카로틴이 풍부한 식품으로는 당근, 호박, 고구마 등이 있으며, 이들 식품은 눈 건강에도 유익하지만, 혈관을 보호하고 세포 손상을 막아주는 데도 효과적입니다.

또한, 오렌지, 망고, 파파야와 같은 주황색 과일에는 비타민 C와 플라보노이드가 풍부합니다. 비타민 C는 강력한 항산화제로 작용하여 산화 스트레스를 줄이고, 혈관을 탄력 있게 유지하는 데 도움을 줍니다. 플라보노이드는 염증을 억제하고 혈관 내피 세포를 보호하여 동맥경화의 진행을 막는 데 효과적입니다. 연구에 따르면, 비타민 C가 풍부한 식품을 꾸준히 섭취하면 심혈관 질환의 위험을 낮추는 데 도움이 됩니다.

주황색 식품은 또한 혈압을 조절하는 데 도움을 주는 성분들을 포함하고 있어, 고혈압으로 인한 혈관 손상을 예방할 수 있습니다. 예를 들어, 호박에는 칼륨이 풍부하여 체내 나트륨 수치를 조절하고 혈압을 낮추는 데 도움을 줄 수 있습니다. 이와 같이 주황색 채소와 과일은 동맥경화를 예방하고, 혈관을 건강하게 유지하는 데 중요한 영양소들을 제공해 줍니다.

따라서 주황색 채소와 과일을 균형 있게 섭취하면, 항산화와 항염 효과로 혈관 건강을 증진시키고, 심혈관 질환의 위험을 낮출 수 있습니다. 다양한 주황색 식품을 매일 식단에 포함하여 활기차고 건강한 혈관을 유지하는 데 도움을 받을 수 있습니다.

초록색 채소와 과일

초록색 채소와 과일에는 엽산, 클로로필, 루테인, 인돌, 그리고 각종 비타민과 미네랄이 풍부하게 함유되어 있어 혈관 건강을 유지하고 동맥경화를 예방하는 데 도움을 줍니다. 특히, 초록색 식품에 들어 있는 항산화 성분들은 세포를 보호하고 염증을 억제하는 역할을 하여 심혈관 질환의 위험을 낮추는 데 효과적입니다.

엽산은 초록색 채소에 많이 포함된 중요한 영양소로, 혈중 호모시스테인 수치를 낮추는 데 도움을 줍니다. 호모시스테인은 혈관벽에 손상을 줄 수 있는 아미노산으로, 엽산이 이를 조절해 주면서 혈관 건강을 보호합니다. 엽산이 풍부한 시금치, 브로콜리, 아스파라거스 등의 초록색 채소는 혈관 염증을 줄여주고 혈관이 탄력 있게 유지되도록 도와 동맥경화 예방에 기여합니다.

클로로필은 초록색 식물의 색소로, 체내 독소 제거를 돕고 혈액을 맑게 유지하는 데 중요한 역할을 합니다. 클로로필이 풍부한 케일, 미나리, 셀러리 같은 식품은 해독 작용을 하여 혈액의 질을 개선하고, 혈관을 깨끗하게 유지하는 데 도움을 줍니다.

특히 클로로필은 항산화 성분이 가득해 세포 손상을 막아주며, 산화 스트레스를 줄여 동맥경화의 위험을 낮춥니다.

루테인과 제아잔틴은 눈 건강에 좋다고 알려져 있지만, 강력한 항산화 효과를 통해 혈관을 보호하는 데도 효과적입니다. 브로콜리, 케일, 시금치 등의 초록색 채소에 많이 포함된 루테인과 제아잔틴은 염증을 줄이고 혈관 벽의 탄력을 높여 혈류가 원활히 흐를 수 있도록 도와줍니다. 또한, 혈관을 산화 손상으로부터 보호하여 동맥경화의 위험을 감소시킵니다.

인돌은 십자화과 채소인 브로콜리, 양배추 등에 포함된 파이토케미컬로, 항염증 작용과 항산화 작용을 하여 혈관 건강을 돕습니다. 인돌은 염증 반응을 줄이는 데 기여하여 동맥경화와 같은 만성질환 예방에 중요한 역할을 합니다.

초록색 채소와 과일은 또한 칼륨이 풍부하여 혈압을 낮추고 혈액 순환을 개선하는 데 도움을 줍니다. 고혈압은 동맥경화의 주요 위험 요소 중 하나인데, 초록색 채소는 체내 나트륨 배출을 돕고 혈압을 안정화시켜 혈관 건강을 유지하는 데 중요한 역할을 합니다.

이처럼 초록색 채소와 과일을 식단에 포함하면, 항산화 및 항염 효과를 통해 동맥경화를 예방하고 건강한 혈관을 유지하는 데 도움을 받을 수 있습니다. 초록색 식품은 혈관을 보호하고 세포를 건강하게 유지하는 데 필수적인 성분들을 제공하여, 장기적인 심혈관 건강 관리에 큰 기여를 합니다.

파랑/보라/검정색 채소와 과일

파랑, 보라, 검정색 채소와 과일에는 강력한 항산화 성분인 안토시아닌과 레스베라트롤, 폴리페놀 등이 풍부하게 포함되어 있어 동맥경화를 예방하고 심혈관 건강을 유지하는 데 도움을 줍니다. 이들 색상의 식품은 산화와 염증으로부터 혈관을 보호하는 역할을 하며, 특히 동맥벽을 건강하게 유지하고, 혈류를 원활히 흐르게 하는 데 기여합니다.

안토시아닌은 파랑, 보라, 검정색 식품에 주로 포함된 대표적인 파이토케미컬로, 강력한 항산화 작용을 통해 혈관을 산화 손상으로부터 보호합니다. 블루베리, 자두, 가지, 포도, 검은콩 등에 풍부한 안토시아닌은 염증을 억제하고, 동맥경화의 진행을 늦추는 데 효과적입니다. 안토시아닌은 또한 혈압을 낮추는 데 도움이 되어 고혈압으로 인한 혈관 손상을 예방하는 데 기여합니다.

레스베라트롤은 특히 보라색 포도 껍질과 검은 쌀 등에 많이 포함된 파이토케미컬로, 혈관을 확장시키고 혈류 개선을 도와 동맥경화 예방에 중요한 역할을 합니다. 레스베라트롤은 항산화 및 항염 효과로 혈관 내피세포의 기능을 보호하고, 나쁜 콜레스테롤(LDL)이 산화되는 것을 막아 동맥 벽에 콜레스테롤이 쌓이는 것을 방지합니다. 이는 심혈관 질환의 위험을 줄이는 데 매우 유익한 효과를 나타냅니다.

폴리페놀 또한 보라색과 검정색 식품에 풍부하게 포함되어 있으며, 항산화 성분으로써 염증을 줄이고, 세포 손상을 방지하여 혈관을 보호합니다. 검은 딸기, 블랙커런트, 검은 포도, 검은 콩 등에 포함된 폴리페놀은 동맥경화로 인해 혈관이 손상되는 것을 억제하고, 혈액의 흐름을 개선하는 데 도움을 줍니다.

검은콩, 검정쌀, 가지와 같은 검정색 식품에는 혈압을 조절하는 데 도움을 주는 칼륨과 철분이 풍부합니다. 특히, 검은콩은 식이섬유가 많아 혈당을 안정적으로 유지하는 데 도움을 주고, 체내 나쁜 콜레스테롤 수치를 낮춰 동맥경화 예방에 긍정적인 영향을 미칩니다. 검정쌀 역시 항산화 성분과 더불어 철분이 풍부하여, 혈액 순환을 돕고, 빈혈을 예방하는 데 유익합니다.

파랑, 보라, 검정색 식품은 강력한 항산화와 항염 효과를 통해 동맥경화 예방에 기여하며, 혈관의 탄력을 높이고 혈류를 원활하게 하여 심혈관 건강을 지키는 데 중요한 역할을 합니다. 다양한 색상의 식품 중에서도 특히 이들 색상은 심장과 혈관을 지키기 위해 매일 섭취하면 큰 도움이 됩니다.

흰색/베이지/갈색 채소와 과일

흰색, 베이지, 갈색 채소와 과일에는 알리신, 폴리페놀, 베타글루칸 등 혈관 건강과 동맥경화 예방에 도움을 주는 다양한 파이토케미컬이 풍부하게 포함되어 있습니다. 이들 색상의 식품은 항염, 항산화 작용을 통해 혈관을 보호하고, 혈압 조절과 면역력을 높이는 데 중요한 역할을 합니다.

알리신은 흰색 식품의 대표적인 성분으로, 특히 마늘과 양파에 많이 들어 있습니다. 알리신은 항염 작용이 뛰어나 혈관 내 염증을 줄이는 데 도움을 주며, 혈소판이 응집되는 것을 막아 혈전 형성을 예방합니다. 이러한 작용으로 알리신은 혈관이 좁아지거나 막히는 것을 방지하고, 동맥경화의 위험을 낮춥니다. 또한 알리신은 혈압을 낮추고 나쁜 콜레스테롤(LDL) 수치를 감소시켜, 전반적인 심혈관 건강을 개선하는 데 중요한 역할을 합니다.

베타글루칸은 귀리, 보리, 버섯 같은 베이지색과 갈색 식품에 풍부하며, 혈중 콜레스테롤 수치를 낮추고 혈당을 조절하는 데 도움이 됩니다. 베타글루칸은 체내에서 수용성 섬유질로 작용하여 소화관에서 콜레스테롤 흡수를 방해하고, 콜레스테롤이 배출되도록 돕습니다. 이로 인해 동맥경화의 주요 원인인 나쁜 콜레스테롤이 혈관 벽에 축적되는 것을 막아주며, 심혈관 질환 예방에도 큰 도움을 줍니다.

폴리페놀은 항산화 성분으로, 갈색 식품인 버섯, 감자, 마늘, 생강 등에 많이 포함되어 있습니다. 폴리페놀은 세포의 산화 손상을 막고 염증을 억제하여 동맥경화의 위험을 줄입니다. 특히, 폴리페놀은 혈관 내피세포를 보호하여 혈액 순환이 원활히 이루어지도록 돕고, 심혈관 건강을 전반적으로 강화하는 데 기여합니다.

버섯, 양파, 생강과 같은 흰색과 갈색 식품에는 항균 및 면역 강화 성분이 포함되어 있어, 체내 염증을 줄이고 면역 체계를 지원합니다. 이는 혈관 건강에도 긍정적인 영향을 미쳐 동맥경화 예방에 도움을 줍니다. 특히 생강은 혈액 순환을 개선하고 혈전이 생기는 것을 방지하여 심혈관 질환 예방에 효과적입니다.

이처럼 흰색, 베이지, 갈색 채소와 과일은 강력한 항염, 항산화 작용을 통해 동맥경화 예방과 혈관 건강 유지에 중요한 역할을 합니다. 다양한 색상의 식품을 균형 있게 섭취하는 것이 중요하며, 흰색과 갈색 식품은 특히 혈관을 깨끗하게 유지하고, 심혈관 건강을 보호하는 데 유익한 선택이 됩니다.

좋은 지방이 풍부한 씨앗과 견과류

씨앗과 견과류는 우리 몸에 필수적인 영양소가 풍부하게 함유된 식품으로, 특히 심혈관 건강에 많은 이점을 제공합니다. 이들 식품은 건강한 지방, 식이섬유, 단백질, 비타민, 미네랄 등 다양한 영양소를 포함하고 있어 동맥경화 예방과 혈관 건강 유지에 큰 도움을 줍니다.

먼저, 씨앗과 견과류는 건강한 지방산이 풍부하여, 혈중 나쁜 콜레스테롤(LDL) 수치를 낮추고 좋은 콜레스테롤(HDL) 수치를 높이는 데 기여합니다. 호두, 아마씨, 치아씨 등은 오메가-3 지방산이 많이 포함되어 있어 혈관을 보호하고 염증을 줄이며, 동맥경화의 위험을 낮추는 데 도움을 줍니다. 특히 오메가-3 지방산은 항염 작용을 통해 혈관 내 염증을 완화하고, 혈액 순환을 개선하여 심혈관 질환의 위험을 줄이는 역할을 합니다.

씨앗과 견과류는 또한 식이섬유가 풍부하여 혈당을 안정적으로 유지하고, 소화관에서 콜레스테롤 흡수를 억제하여 혈중 콜레스테롤 수치를 낮추는 데 도움을 줍니다. 특히, 치아씨와 아마씨는 체내에서 수분을 흡수해 젤 형태로 변하여 소화 속도를 늦추고, 혈당이 급격히 상승하지 않도록 유지해줍니다. 이는 혈관에 부담을 줄이고, 동맥경화와 같은 심혈관 질환을 예방하는 데 긍정적인 영향을 줍니다.

이들 식품에 포함된 항산화 성분인 비타민 E도 중요한 역할을 합니다. 비타민 E는 산화 스트레스를 줄여 세포를 보호하고, 혈관 내피세포의 손상을 예방하여 동맥경화의 진행을 늦추는 효과가 있습니다. 아몬드, 해바라기씨, 호박씨 등 비타민 E가 풍부한 씨앗과 견과류는 염증을 억제하고 심혈관 건강을 전반적으로 개선하는 데 도움을 줄 수 있습니다.

아울러, 씨앗과 견과류는 마그네슘, 칼륨, 셀레늄 등 심혈관 건강에 유익한 미네랄도 포함하고 있습니다. 마그네슘과 칼륨은 혈압을 안정적으로 유지하는 데 도움을 주며, 셀레늄은 강력한 항산화 작용을 통해 산화 손상으로부터 혈관을 보호합니다.

일상 식단에 다양한 씨앗과 견과류를 포함하면, 이러한 영양소들이 상호작용하여 심혈관 건강을 지키는 데 중요한 역할을 합니다. 적절한 양을 꾸준히 섭취함으로써 혈관을 깨끗하게 유지하고, 동맥경화와 같은 질환의 예방에 큰 도움이 될 수 있습니다.

좋은 기름과 좋은 단백질의 조합, 생선

좋은 기름과 단백질이 풍부한 생선은 건강한 식단에서 중요한 역할을 합니다. 특히 생선은 심혈관 건강을 지원하는 오메가-3

지방산과 고품질 단백질을 함께 제공하여, 혈관을 보호하고 염증을 줄이는 데 효과적입니다.

생선의 지방은 다른 동물성 지방과 달리 불포화 지방산, 특히 오메가-3가 풍부합니다. 오메가-3 지방산은 체내에서 항염 작용을 하여 동맥경화를 예방하고 혈관을 건강하게 유지하는 데 도움을 줍니다. 고등어, 연어, 정어리, 청어 등 기름진 생선에 오메가-3가 특히 많이 함유되어 있어 심혈관 건강을 유지하고 염증을 억제하는 데 유익합니다. 이 지방산은 혈중 중성지방을 낮추고, 좋은 콜레스테롤(HDL)을 높이며, 혈압을 안정적으로 유지하는 데 기여합니다.

생선에 포함된 단백질은 근육과 세포 기능을 유지하는 데 중요한 고품질 단백질입니다. 생선 단백질은 소화와 흡수가 비교적 잘 이루어져 체내에서 효과적으로 활용됩니다. 특히, 생선의 단백질은 필수 아미노산을 모두 포함하고 있어 신체가 필요로 하는 다양한 기능을 지원합니다. 이러한 단백질은 근육 건강을 지키는 데 도움을 주며, 특히 노년기에는 근육 손실을 예방하는 데 중요한 역할을 합니다.

생선을 요리할 때는 엑스트라 버진 올리브 오일과 같은 건강한 기름을 곁들이는 것이 좋습니다. 올리브 오일은 강력한 항산화 성분을 포함하고 있어 생선의 오메가-3 지방산과 상호 보완

작용을 합니다. 생선 구이나 조림에 올리브 오일을 약간 더해 요리하면, 고소한 풍미를 더하면서 건강에 유익한 지방을 함께 섭취할 수 있습니다. 올리브 오일과 생선의 조합은 심혈관 건강을 유지하는 데 효과적인 방식입니다.

또한, 생선을 신선한 채소와 함께 곁들이면 더 좋은 영양 균형을 이룰 수 있습니다. 채소의 식이섬유가 혈당을 안정적으로 유지하고, 생선의 단백질과 좋은 지방이 포만감을 오래 지속시켜 전체적인 식사 만족도를 높입니다. 샐러드에 구운 연어나 참치를 올리고, 엑스트라 버진 올리브 오일을 드레싱으로 사용하는 방식은 간단하면서도 영양가 높은 식사를 만들 수 있는 방법입니다.

엑스트라 버진 올리브 오일의 활용

엑스트라 버진 올리브 오일은 심혈관 건강에 매우 유익한 식품으로, 동맥경화 예방과 혈관 건강을 지원하는 중요한 역할을 합니다. 이는 올리브 오일이 주로 단일불포화 지방산과 항산화 성분을 포함하고 있기 때문입니다. 이러한 성분들이 혈중 콜레스테롤을 조절하고 염증을 줄여주어, 혈관을 깨끗하게 유지하는 데 도움을 줍니다.

엑스트라 버진 올리브 오일은 조리보다는 샐러드 드레싱, 빵을 찍어 먹을 때, 또는 요리에 마무리 단계에서 사용하는 것이 좋습니다. 열에 강하지 않아 높은 온도에서 조리할 경우 일부 영양소가 파괴될 수 있기 때문에, 샐러드나 파스타에 바로 뿌리거나 가벼운 볶음 요리에 활용하는 것이 바람직합니다.

이 오일은 나쁜 콜레스테롤(LDL) 수치를 낮추고, 좋은 콜레스테롤(HDL) 수치를 높이는 데 기여하여 동맥경화 위험을 낮춥니다. 매일 적당량을 섭취하면 심장 건강을 보호하고, 혈압을 안정시키는 데 도움을 줄 수 있습니다. 또한, 항염증 효과가 뛰어나 혈관 염증을 줄여 혈관 벽을 건강하게 유지하도록 돕습니다.

엑스트라 버진 올리브 오일은 또한 풍부한 폴리페놀을 함유하고 있어 항산화 작용이 강합니다. 이 성분은 혈관 내피세포를 보호하여 산화 손상과 염증을 억제하고, 동맥경화의 진행을 늦추는 데 도움을 줍니다. 샐러드에 엑스트라 버진 올리브 오일을 뿌리거나 야채와 함께 섭취하면 항산화 효과가 더욱 증대되어 전반적인 혈관 건강을 개선하는 데 유익합니다.

일상에서 엑스트라 버진 올리브 오일을 꾸준히 섭취하면 건강한 지방을 쉽게 섭취할 수 있으며, 혈관을 보호하고 염증을 줄이며 동맥경화를 예방하는 데 큰 도움을 받을 수 있습니다.

우리에게 익숙한 들기름과 참기름 활용

혈관 건강을 생각하면 많은 사람들이 올리브유를 떠올리지만, 우리 식탁에 더 친숙한 들기름과 참기름도 훌륭한 선택이 될 수 있습니다. 이 두 가지 기름은 한국인의 전통적인 식습관과 잘 어우러지면서도 건강에 중요한 이점을 제공하는데, 특히 오메가-3와 항산화 성분이 풍부해 혈관을 보호하고 염증을 줄이는 데 효과적입니다.

들기름은 오메가-3 지방산이 풍부하여 염증을 억제하고 혈압을 낮추며 혈액 순환을 개선하는 데 도움을 줍니다. 오메가-3는 체내에서 생성되지 않기 때문에 반드시 식품을 통해 섭취해야 하는데, 들기름에 함유된 알파-리놀렌산(ALA)은 체내에서 일부가 EPA와 DHA로 전환되어 심장과 혈관 건강을 지키는 역할을 합니다. 들기름은 샐러드 드레싱이나 나물 무침 등 조리에 열을 가하지 않고 활용하는 방식이 좋으며, 음식에 고소한 풍미를 더하면서도 건강한 지방을 섭취할 수 있습니다.

참기름은 오메가-6 지방산과 단일불포화 지방산이 풍부하며, 항산화 성분인 세사민과 세사몰린을 포함하고 있어 강력한 항염 효과를 제공합니다. 이러한 성분은 체내 산화 스트레스를 줄여 혈관 벽을 보호하고 콜레스테롤 수치를 조절하는 데 기여합니다. 참기름은 나물, 비빔밥, 볶음 요리 등에 활용할 수 있어 다양한 요리에 쉽게 추가할 수 있으며, 건강에 유익한 성분을 간편하게 섭취할 수 있습니다.

들기름과 참기름은 고온에서 산화가 쉬운 특성이 있어, 열을 가하지 않고 음식에 마지막에 뿌려 먹는 것이 좋습니다. 산화되면 건강에 좋지 않은 성분으로 변할 수 있기 때문에 신선하게 사용하는 것이 영양소를 최대한 유지하는 데 도움이 됩니다. 샐러드에 뿌리거나 요리의 마무리에 추가하면 들기름과 참기름의 고소한 맛과 향을 살리면서도 건강 효과를 극대화할 수 있습니다.

이처럼 들기름과 참기름은 우리에게 익숙하면서도 혈관 건강을 지원하는 훌륭한 식품입니다. 올리브유 못지않게 건강한 선택이 될 수 있으며, 한국 요리에 자연스럽게 어울려 일상 속에서 쉽게 활용할 수 있습니다.

12장
혈당 조절을 위한 탄수화물 관리

혈관건강에 빼 놓을 수 없는 식이섬유

식이 섬유는 크게 수용성 섬유와 불용성 섬유로 나뉘며, 각각 다른 역할을 하며 건강에 다양한 이점을 제공합니다. 두 종류의 섬유질을 적절히 섭취하면 혈당과 콜레스테롤 관리, 소화 건강 증진, 그리고 심혈관 건강에 도움을 줄 수 있습니다.

수용성 식이 섬유는 물에 녹아 젤 형태로 변하며, 혈당과 콜레스테롤 조절에 중요한 역할을 합니다. 이 섬유질은 소화 속도를 늦추어 혈당이 급격히 오르는 것을 방지하고, 혈중 콜레스테롤 수치를 낮추는 데 기여합니다. 대표적인 수용성 식이 섬유로는 베타글루칸과 펙틴이 있으며, 귀리와 보리 같은 통곡물, 사과나 감귤류와 같은 과일과 당근 등의 채소에 포함되어 있습니다.

베타글루칸이 풍부한 귀리와 보리를 아침 식사로 오트밀이나 죽 형태로 섭취하거나, 샐러드에 사과를 곁들여 먹으면 수용성 섬유를 쉽게 섭취할 수 있습니다. 펙틴이 포함된 과일을 간식으로 섭취하는 것도 좋습니다.

불용성 식이 섬유는 물에 녹지 않으며 장에서 부피를 늘리면서 장 운동을 활발하게 해 변비 예방과 장 건강에 도움을 줍니다. 셀룰로오스와 리그닌이 대표적이며, 셀룰로오스는 채소의 줄기나 껍질에, 리그닌은 통곡물, 견과류, 씨앗류에 많이 포함되어 있습니다.

불용성 섬유를 섭취하려면 신선한 채소를 충분히 섭취하고, 현미나 통곡물 빵, 견과류 등을 간식이나 식사에 포함시키는 것이 좋습니다. 예를 들어 양배추나 브로콜리를 샐러드로 먹거나, 현미밥을 일상 식사에 포함시키면 불용성 섬유를 자연스럽게 섭취할 수 있습니다.

수용성 섬유와 불용성 섬유는 서로 상호작용하며 장과 전신 건강에 기여하기 때문에 균형 있게 섭취하는 것이 중요합니다.

통곡물, 채소, 과일을 포함한 식단을 꾸리면 두 종류의 섬유질을 골고루 공급할 수 있습니다. 예를 들어, 귀리와 현미를 함께 섞어 밥을 짓거나, 다양한 과일과 채소를 곁들이는 식사 방식이 도움이 됩니다.

식이 섬유를 충분히 섭취할 때 주의할 점은, 갑작스레 많은 양을 섭취할 경우 소화에 부담이 될 수 있어 서서히 양을 늘려가는 것이 좋고, 섬유질이 장에서 원활하게 작용하도록 충분한 물을 함께 섭취해야 한다는 것입니다.

혈관에 좋은 탄수화물, 통곡물

혈관 건강에 좋은 탄수화물로는 정제된 곡물 대신 통곡물을 선택하는 것이 중요합니다. 통곡물은 껍질을 제거하지 않은 채로 씨눈, 배유, 겨가 모두 포함되어 있어 영양이 풍부하고, 특히 혈당 조절과 심혈관 건강에 도움이 됩니다. 통곡물은 식이섬유, 비타민, 미네랄, 항산화 성분을 다량 포함하고 있어 동맥경화와 같은 심혈관 질환 예방에 긍정적인 역할을 합니다.

먼저, 통곡물에 포함된 식이섬유는 혈당을 천천히 올려 혈당 변동을 최소화하고, 포만감을 오래 유지시켜줍니다. 식이섬유가 많을수록 콜레스테롤 흡수를 억제하여 혈중 콜레스테롤 수치를 낮추는 데 도움이 됩니다. 예를 들어, 귀리에 포함된 수용성 식이섬유인 베타글루칸은 콜레스테롤을 낮추고 혈관을 깨끗하게 유지하는 데 효과적입니다.

또한, 통곡물에는 마그네슘, 칼륨, 비타민 B군과 같은 미네랄이 풍부합니다. 마그네슘과 칼륨은 혈관을 이완시키고 혈압을 조절하는 데 중요한 역할을 하며, 비타민 B군은 에너지 대사와 세포 기능을 지원하여 혈관을 튼튼하게 유지하는 데 기여합니다. 현미, 보리, 퀴노아, 통밀 등 다양한 통곡물이 이러한 미네랄을 함유하고 있어 혈관 건강에 유익합니다.

통곡물은 항산화 성분도 포함하고 있어 혈관 내 산화 스트레스를 줄이고 염증을 억제하는 데 도움이 됩니다. 특히, 폴리페놀과 같은 항산화 성분이 풍부한 통곡물은 동맥경화의 진행을 늦추고 혈관 벽을 보호하여, 심혈관 질환 예방에 중요한 역할을 합니다.

현미, 퀴노아, 귀리와 같은 통곡물은 다양한 방식으로 요리에 활용할 수 있어 일상 식단에 쉽게 추가할 수 있습니다. 이러한 통곡물을 꾸준히 섭취하면, 혈당과 콜레스테롤을 안정적으로 관리하고 혈관을 깨끗하고 튼튼하게 유지하는 데 큰 도움이 됩니다.

통곡물 맛있고 쉽게 즐기기

통곡물은 혈당을 안정적으로 유지하고 심혈관 건강을 보호하는 데 유익한 식품입니다. 껍질을 제거하지 않은 상태로 씨눈, 배유, 겨가 포함된 통곡물에는 식이섬유, 비타민, 미네랄, 항산화 성분이 풍부해 체내 흡수 속도가 느리며, 혈당을 천천히 올려주어 인슐린 저항성을 개선하는 데 도움을 줍니다. 여러 방식으로 통곡물을 즐기면 건강에 긍정적인 효과를 볼 수 있습니다.

첫째, 밥을 지을 때 흰쌀 대신 현미나 잡곡을 섞어 보세요. 현미나 잡곡밥은 소화가 천천히 되면서 포만감을 오래 유지시켜주고, 혈당 변동을 줄여줍니다. 밥을 지을 때 통곡물을 섞으면 더 고소하고 깊은 맛을 느낄 수 있으며, 다양한 영양소 섭취에도 도움이 됩니다.

둘째, 아침 식사로 오트밀이나 퀴노아를 활용해 보세요. 오트밀은 베타글루칸이라는 식이섬유가 풍부하여 콜레스테롤 수치를 낮추고, 혈당을 안정적으로 유지하는 데 유익합니다. 퀴노아는 완전 단백질과 다양한 미네랄을 포함하고 있어, 아침 식사로 이상적입니다. 오트밀이나 퀴노아를 우유, 견과류, 과일과 함께 곁들여 먹으면 풍부한 맛과 영양을 모두 즐길 수 있습니다.

셋째, 샐러드나 볶음 요리에 보리를 추가해 보세요. 보리는 고유의 쫄깃한 식감과 고소한 맛이 있어 다양한 요리에 잘 어울립니다. 특히 샐러드에 넣으면 씹는 맛이 더해져 포만감을 높여주며, 혈당을 안정적으로 유지하는 데 도움이 됩니다. 또한, 보리는 비타민 B군과 마그네슘이 풍부해 에너지 대사와 근육 기능을 지원하는 데도 좋습니다.

넷째, 통곡물 빵이나 크래커를 간식으로 선택해 보세요. 흰 밀가루로 만든 빵 대신 통밀빵을 선택하면 혈당을 천천히 올려주고, 포만감을 오랫동안 지속시켜줍니다. 통밀빵이나 통곡물 크래커는 과일, 견과류, 치즈와 함께 간단하게 곁들일 수 있어 건강한 간식으로 좋습니다.

다섯째, 통곡물을 다양하게 섞어 요리해 보세요. 통곡물의 고유한 풍미와 식감이 요리에 다채로움을 더해줍니다. 예를 들어, 퀴노아와 보리를 섞은 곡물 샐러드, 귀리로 만든 리조또 등 다양한 방식으로 조리하면 통곡물의 영양을 충분히 섭취할 수 있으며, 색다른 맛도 즐길 수 있습니다.

통곡물을 일상 식단에 꾸준히 포함하면, 혈당과 콜레스테롤 수치를 안정적으로 관리하는 데 도움이 되며, 심혈관 건강에도 긍정적인 효과를 줄 수 있습니다.

5부

동맥경화를 되돌린 사람들 이야기

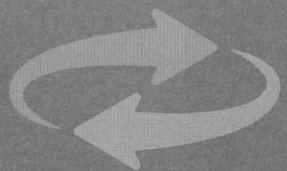

박○○님 (66세/여)

　환자분은 평소 고혈압, 고지혈증 및 B형 간염으로 약 복용 중이시던 분으로, 2021년 말 대학병원 신경과에서 촬영한 뇌 자기공명영상(MRI/MRA) 상 양쪽 뇌혈관이 모두 좁아져 있다는 이야기를 듣고 우리 병원을 찾아오셨습니다. 왼쪽 뇌혈관 30%, 오른쪽 뇌혈관이 70% 막혀 있는 상태이나, 너무 많은 수의 혈관가지들이 좁아져 있어 대학병원에서는 고지혈증약을 처방해 주는 것 외에 해 줄 수 있는 것이 없다고 듣고 절망에 빠지신 상태였습니다.

　본원에서 시행한 경동맥초음파 상 오른쪽 목동맥의 3.7mm의 동맥경화반이 관찰되었고, 목동맥의 75%가 경화반으로 인해 막혀 있는 상태였습니다. 이 정도의 협착이라면 우리 병원에 방문하실 때까지 뇌졸중이 발생하지 않은 것이 천만다행이라고 할 수 있는 상태였습니다. 언제라도 오른쪽 목동맥에 혈전이 생긴다면, 그리고 이 혈전이 좁아져 있는 뇌혈관에 박히기라도 한다면, 심하면 반신불수가 될 수도 있는 위험한 상황이었습니다.

　기존에 드시던 혈압약, 고지혈증 약에 더하여 혈액순환개선제를 함께 드시도록 하고, 항산화 수액 및 EECP 치료를 병행하기를 2-3일 간격으로 총 40회 시행하였습니다. 결과는 성공적이었습니다. 2023년 말 추적관찰을 위해 촬영한 뇌 MRI에서, 2년 전에는 혈류가 관찰되지 않던 우측 뇌혈관 가지들에 혈류가 다시 흐르는 것이 관찰되었다며 기뻐하셨습니다. '뇌혈관 협착이 이렇게 호전되는 것은 드문 일이다'라는 신경과 교수님의 말씀을 전하면서 말이지요. 뇌혈관 건강이 좋아진 것 외에도, B형 간염으로 인해 노랗게 변했던 얼굴 및 눈 흰자위의 빛깔도 맑아지셨다고 하였습니다. 혈류가 회복된 뇌혈관 MRA 사진을 꺼내며 어린애처럼 좋아하시던 그 모습이 아직도 생생합니다. 의사로서의 보람은 바로 이런 것에 있지 않을까 싶습니다.

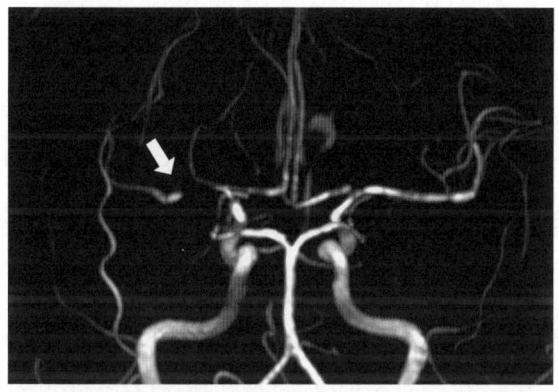

2021년 2월의 뇌혈관 자기공명영상(MRA). 우측 중대뇌동맥의 협착 소견(화살표)이 관찰됩니다.

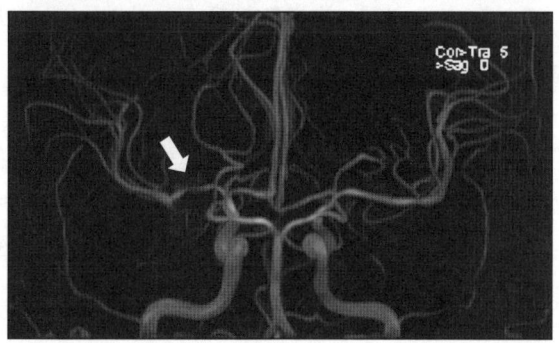

2023년 12월 추적 관찰 목적으로 촬영된 뇌혈관 자기공명영상. 2년 전 협착이 있었던 우측 중대뇌동맥의 혈류가 회복된 모습(화살표)이 관찰됩니다.

박○○님 (58세/남)

　환자분은 고지혈증을 수십 년 앓던 분으로, 심장을 먹여살리는 혈관인 관상동맥이 콜레스테롤 덩어리로 인해 좁아져 심장에 스텐트 시술까지 받은 바 있는 분이었습니다. 대학병원에서 받는 고지혈증 약은 꾸준히 복용하고 있지만, 스텐트를 넣지 않은 다른 심장 혈관이 좁아질 수도 있다는 이야기를 듣고 전전긍긍하며 지내시던 중 우리 병원에서 동맥경화 치료를 한다는 이야기를 듣고 내원하셨습니다.

　본원에서 시행한 경동맥초음파 상 우측 목동맥에 최대 2mm, 좌측 목동맥에 최대 1.5mm 두께의 다수의 경화반이 확인되었습니다. 동맥경화가 오랫동안 진행되면서, 심장혈관뿐만 아니라 목동맥을 비롯한 전신의 혈관을 침범하고 있다는 증거였습니다. 이렇게 되면 심장 혈관이 다시 좁아지면 협심증이나 심근경색이 발생할 수 있고, 뇌혈관이 혈전으로 막히게 되면 뇌졸중이 올 수도 있습니다. 우리 몸에서 가장 중요한 두 장기인 심장과 뇌에 둘 다 시한폭탄을 안고 계신 셈입니다.

　기존에 드시던 고지혈증약을 유지하신 상태에서, 항산화 수액 및 EECP 치료를 40회 시행하였습니다. 심장 기능을 강화시키기 위해 가벼운 유산소 운동도 꾸준히 하시도록 당부드리는 것도 잊지 않았습니다. 처음 10회까지만 해도 몸으로 느껴지는 변화가 없다며 초조해하셨지만, 치료 전후 목동맥에 있던 경화반의 두께가 얇아지는 것이 확인되었기에 충분한 호전이 나타날 때까지 믿음을 가지고 치료에 임해 주시도록 부탁드렸습니다.

20회차 이후부터 환자분은 허옇던 얼굴에 혈색이 돌기 시작하고, 잠을 깊이 잘 수 있게 되는 등 컨디션이 좋아짐을 느끼신다고 하였습니다. 스텐트를 넣은 후에도 계단이나 비탈길을 오르면 가슴에 쥐어짜는 듯한 통증이 있어 취미였던 등산도 몇 년째 중단했던 상태였는데, 오랜만에 다시 산에 오르니 혈관뿐만 아니라 마음까지 상쾌해지는 느낌이라며 기뻐하셨습니다. 혈관 건강의 좋고 나쁨에 따라 컨디션이 이렇게까지 좋아질 수 있는지, 머리로는 이해하면서도 환자분의 입으로 직접 들으니 새삼 놀라웠습니다. 온몸 구석구석으로 산소와 영양분을 보내는 혈액이야말로 생명의 근원이요, 그 혈액이 다니는 통로인 혈관을 튼튼하게 하는 것이야말로 100세 시대를 준비하는 현대인의 첫 번째 건강수칙 아닐까 생각합니다.

장○○님(61세/여)

환자분은 고혈압, 고지혈증으로 진단받은 지 10년 가까이 된 분으로, 매년 건강검진 때마다 혈중 콜레스테롤 수치는 잘 조절되고 있다고 듣고 안심하고 계셨으나 건강검진 시 함께 시행한 경동맥초음파 상 양측 경동맥이 모두 동맥경화가 생겼다는 이야기를 듣고 놀라 내원하셨습니다. 실제로 고지혈증 환자들 중 약을 먹고 콜레스테롤 수치가 잘 유지되고 있어 특별한 문제가 없겠거니 하고 지내다가, 경동맥초음파, 관상동맥 CT 또는 뇌 MRI/A 등의 정밀검사에서 동맥경화가 진단되는 경우는 드물지 않은 일입니다. 이는 똑같은 콜레스테롤 수치를 보이더라도 사람에 따라 콜레스테롤 덩어리가 혈관에 더 잘 쌓이는 경향이 있을 수 있어 나타나는 현상으로, 원인은 여러 가지가 있겠으나 유전적인 부분, 즉 동맥경화의 가족력이 있는 경우가 많습니다. 짐작대로, 환자분은 부친께서 고혈압 및 고지혈증으로 오래 고생하신 적이 있는 분이었습니다.

우리 병원에서 시행한 경동맥초음파 검사 상 우측 경동맥의 1.8mm, 좌측 경동맥의 1.3mm 두께의 경화반이 관찰되고 있었습니다. 환자분은 평소 조금만 추운 곳에 나가도 손발이 저리거나, 어지럽고 핑 도는 느낌이 든다고 하였습니다. 환자분은 혈관 문제와 연결짓지 못하고 계셨지만, 아침에 일어나면 몸이 심하게 피곤하고 머리가 멍멍하다고 하였습니다. 이로 보아 동맥경화로 인해 혈류 흐름이 방해받아서 생기는 증상들이 나타나고 있는 상태여서, 시급히 치료가 필요한 상황이었습니다.

치료를 시작한 이후, 환자분은 손발이 저린 느낌이 많이 사라졌다고 하였습니다. 혈압약을 줄여서 복용하여도 혈압이 낮게 유지된다고 하였으며, 아침에 일어나면 으레 나타나던 머리가 무거운 느낌, 전신의 피로감도 많이 줄어들었다고 하였습니다.

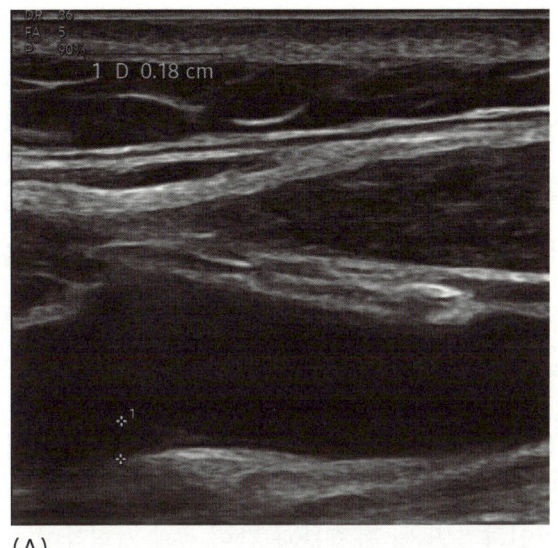
(A)

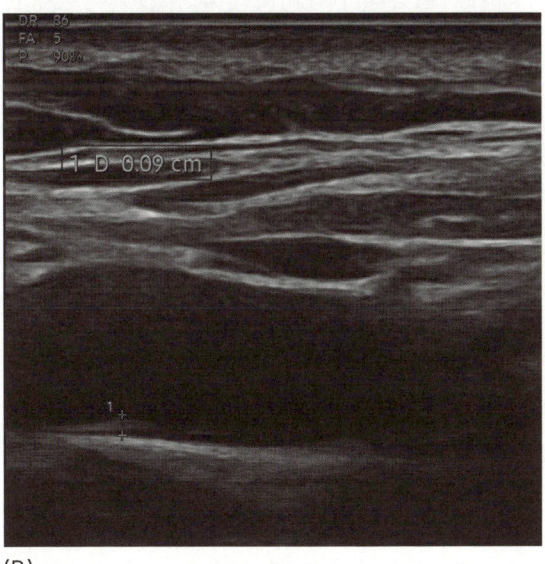
(B)

치료 전(A)과 치료 후(B)의 우측 경동맥동(right carotid bulb) 사진.
경화반의 두께가 절반 정도로 줄었습니다.

김○○ 님(72세/여)

　환자분은 대학병원에서 당뇨전단계, 고지혈증이 있다 들으시고 고지혈증약 복용 중이시던 분으로, 2주 동안이나 지속되는 심한 감기를 앓으신 뒤 무기력한 느낌과 눈앞이 흐릿한 느낌, 가슴이 세게 두근거리는 느낌이 들었다고 하였습니다. 다행히 따님이 의사 선생님이어서 환자분 댁내에서 혈압을 바로 측정할 수 있었고, 수축기혈압 180mmHg (참고: 정상 수축기혈압은 120mmHg 미만, 고혈압의 진단 기준은 수축기혈압을 기준으로 140mmHg 이상) 측정되어 놀란 마음에 우리 진료실을 방문하셨습니다. 첨언하자면 이 환자분과 같이 수축기혈압이 180mmHg 이상, 또는 이완기혈압이 110mmHg 이상인 경우를 "고혈압 위기(hypertensive crisis)"라 부르는데, 이는 고혈압으로 인한 뇌출혈, 신부전, 대동맥 박리 등 각 장기의 합병증이 생길 위험성이 이 수치들을 기준으로 급격히 높아지기 때문입니다. 따라서 고혈압 위기로 내원한 환자의 경우 발견 즉시 혈압을 낮추어 주는 것이 우선이고, 그 뒤에 고혈압의 원인을 찾아 교정하여야 합니다. 따라서 내원 첫날에는 우선 항고혈압제를 투여해서 혈압이 정상화되는 것을 확인한 후, 다음 내원 때 고혈압과 동반된 다른 질환은 없는지 검사를 통해 확인하기로 하였습니다.

　혈액검사 상, 고지혈증 약을 복용함에도 불구하고 LDL 콜레스테롤 및 중성지방 수치가 잘 조절되지 않는 것이 확인되었고, 경동맥초음파 상에서도 동맥경화반이 다수 관찰되었습니다. 경화반이 뒤덮어 좁아져 있는 혈관으로 혈류를 보내기 위해 혈압이 치솟았던 것으로 생각되어, 동맥경화를 치료하여야만 향후 혈압 조절도 원활해질 것으로 판단, 치료를 시작하였습니다. 10회 이후부터 환자분은 가슴 두근거림이 줄고, 눈앞이 흐릿했던 것이 호전되었다고 하였습니다. 혈압이 높아질 때면 으레 나타나던, 머리가 어지럽거나 귀가 먹먹한 증상 역시 거의 나타나지 않는다고 하였습니다. 처음의 걱정스럽고 혼란한 표정 대신, 밝고 평온한 원래의 모습을 찾은 환자분이 진료실로 들어설 때마다 제 마음도 덩달아 밝아지는 기분입니다.

방OO 님(71세/여)

환자분은 매일 아침마다 찾아오는 두통 및, 심장을 손으로 쥐어짜는 듯한 가슴통증으로 우리 병원을 찾아왔습니다. 대학병원에서 촬영한 관상동맥 CT 상 동맥경화로 인한 혈관 협착을 이미 진단받은 바 있었고, 평소에도 건강이 좋지 않은 줄은 알고 계셨지만 막상 진단을 받고 보니 몸이 점점 더 안 좋아지는 느낌이라고 하였습니다.

두통과 가슴통증 외에 다른 증상은 없으셨는지 여쭈어 보니, 이전에 비해 면역력도 많이 떨어진 것 같다고 하였습니다. 5년 사이에 대상포진을 두 차례나 앓아 이전에 대상포진이 발생했었던 등과 가슴이 아직도 가끔 찌릿찌릿한 상태였습니다. 또, 코로

나19가 한참 유행할 때 온 가족이 다 감염되었었는데, 다른 사람들은 일주일 정도 앓고 나서 완쾌된 데 반해 환자분만 폐렴으로 진행해서 근 두 달 가까이를 입원하셨다고 하였습니다. 실제로 동맥경화는 혈관의 만성 염증이기 때문에, 면역력이 약화되어 있는 환자에서 더 잘 발생합니다. 또한 역으로, 혈액의 중요한 역할 중 하나가 백혈구나 항체 등 면역에 필요한 세포와 물질들을 운반하는 수로 역할을 하는 것이기 때문에, 동맥경화가 있는 환자에서는 면역력이 쉽게 약해집니다.

본원에서 시행한 경동맥초음파 상 양측 경동맥의 절반 정도를 막고 있는 경화반들이 관찰되어 치료를 시작하였습니다. 20회의 치료를 통해 심장을 손으로 쥐어짜는 듯한 통증은 완전히 사라지고, 아침에 일어났을 때 두통도 사라져 훨씬 개운하게 일어날 수 있게 되었다고 하였습니다. 잠에 들 때마다 '내일 아침은 또 얼마나 피곤하고 아플까'를 두려워하며 살아왔는데, 이제는 컨디션이 많이 좋아져서 전에 못 만나던 친구들을 만나느라 바쁘게 지내신다고 합니다.

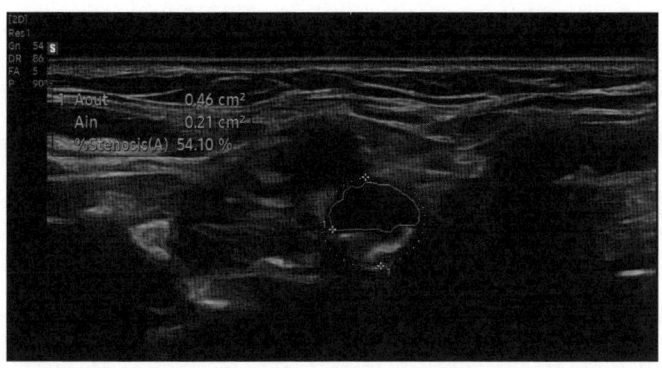

(A)

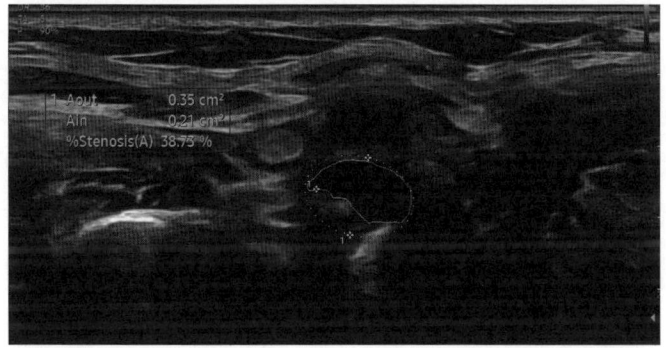

(B)

치료 전(A)과 후(B)의 우측 내경동맥의 경화반 모습. 점선으로 표시된 것이 우측 내경동맥입니다. 치료 전에 있었던 동맥경화반에 비해, 치료 후 내측 후벽(사진에서 혈관의 오른쪽 아래 부분)의 경화반의 크기가 줄어든 것이 확인됩니다.

고○○ 님(61세/남)

환자분은 20대 때부터 고혈압과 고지혈증, 양측 어깨 통증을 가지고 살아온 분이었는데, 정형외과와 재활의학과를 돌아다녀도 해결이 되지 않았다고 합니다. 같은 자세로 누워 있으면 통증이 심해져 잠을 깨게 되기 때문에, 매 시간마다 돌아누워야 해서

고통스럽던 중 혹시 큰 병이라도 있는 게 아닐까 하는 마음에 병원을 찾아오셨습니다. 보통 근골격계 질환으로 인한 통증은 움직일 때 아프고 가만히 있으면 나아지는 반면에, 가만히 있을 때 더 심해지는 통증은 혈류 순환의 장애로 인한 통증일 가능성이 높습니다. 특히 고혈압, 당뇨병, 또는 고지혈증이 있는 경우 혈관질환이 쉬이 동반되기 때문에 이러한 가능성은 더욱 높아집니다. 따라서 환자분의 혈관 상태를 확인하기 위해 경동맥초음파를 시행하였고, 우측 목동맥의 50% 협착을 동반한 동맥경화가 확인되어 치료를 시작하였습니다.

치료를 10회 시행한 후, 환자분은 이전에 비해 어깨결림이 많이 호전되었다고 하였습니다. 혈압도 이전에 약을 복용해도 휴식기 혈압이 항상 140/90 이상이었는데, 치료를 시행하면서 현재는 아침 혈압이 110 정도 나온다며 신기해하셨습니다(사실 이는 별로 놀라운 일이 아닌데, 왜냐하면 동맥경화가 호전되면 경화반에 의해 기능에 방해를 받던 내피세포가 활성화되면서 질소산화물 등의 혈관확장 물질들이 분비되어 혈관에 걸리는 저항이 줄어들고, 따라서 혈압이 감소하는 것입니다). 잠을 잘 주무시고 통증이 없으니 모든 일이 예전보다 훨씬 긍정적으로 보인다며 좋아하셨습니다. 처음에 과연 내가 치료가 될 수 있을까 고민하던 환자분은, 이제 아내를 비롯하여 주변 사람들에게 동맥경화가 있다면 주저하지 말고 치료받으시도록 권하는 '건강 전도사' 역할을 하고 계십니다.

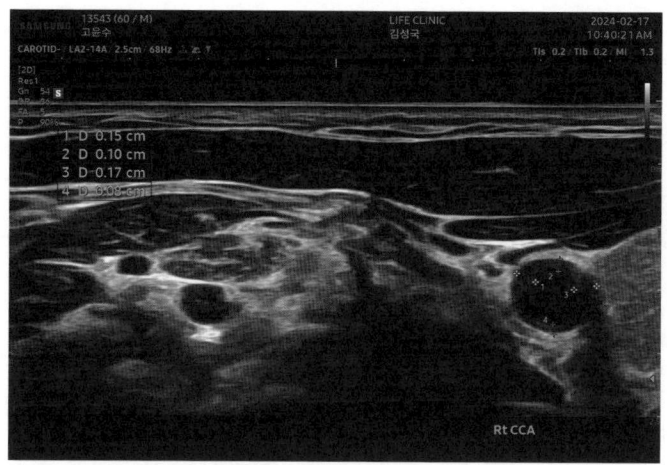

(A)

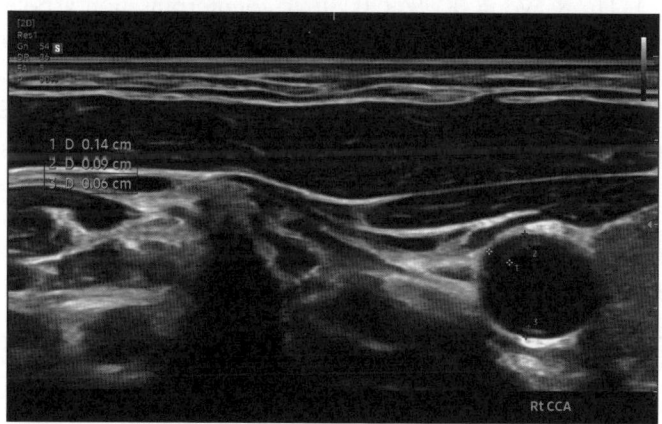

(B)

치료 전(A)에 비해, 후(B)의 우측 총경동맥의 경화반 두께가 전반적으로 감소한 것을 볼 수 있습니다. 특히 내측 전벽(그림 (A)의 화살표 표시된 부분)의 경화반이 거의 사라진 것이 확인됩니다.

참고 문헌

Han, J. H., Leung, T. W., Lam, W. W., Soo, Y. O., Alexandrov, A. W., Mok, V., Leung, Y. V., Lo, R., & Wong, K. S. (2008). Preliminary findings of external counterpulsation for ischemic stroke patient with large artery occlusive disease. Stroke, 39(5), 1340-1343.

Han, J. H., & Wong, K. S. (2008). Is counterpulsation a potential therapy for ischemic stroke? Cerebrovascular Diseases, 26(2), 97-105.

Lin, S., Liu, M., Wu, B., Hao, Z., Yang, J., & Tao, W. (2012). External counterpulsation for acute ischemic stroke. Cochrane Database of Systematic Reviews, 2012(1), CD009264.

Liang, Q. (2009). Enhanced external counterpulsation: A novel rehabilitation modality of ischemic cerebral vascular disease. Advances in Cardiovascular Diseases, 5(3), 175-180.

Yao, W., Chang, G., Xu, Z., Ma, Y., Lin, J., Bao, L., & Li, Y. (1996). Assessment of the efficacy of external counter pulsation treatment in ischemic cerebral vascular diseases by brain SPECT imaging. Nuclear Techniques, 11(3), 144-149.

Cai, D., et al. (1981). An experimental and clinical study of external counterpulsation on certain diseases of cerebral vascular insufficiency: A preliminary report. Shanghai Medical Journal, 11(6), 89-95.

Wang, H. Y., & Zheng, Z. S. (2007). Modeling and simulation of effect on cerebral arterial blood flow with external counterpulsation. Journal of Medical Biomechanics, 22(1), 34-41.

Xiao, H., et al. (2008). Effect of enhanced external counterpulsation on serum nitric oxide, malondialdehyde and superoxide dismutase in patients with coronary heart disease. Journal of Chongqing Medical University, 33(1), 45-50.

Werner, D., Marthol, H., Brown, C. M., Daniel, W. G., & Hilz, M. J. (2003). Changes of cerebral blood flow velocities during enhanced external counterpulsation. Acta Neurologica Scandinavica, 107(6), 405-411.

Marthol, H., Werner, D., Brown, C. M., Hecht, M., Daniel, W. G., & Hilz, M. J. (2005). Enhanced external counterpulsation does not compromise cerebral autoregulation. Acta Neurologica Scandinavica, 111(1), 34-41.

Kim, M. C., Kini, A., & Sharma, S. K. (2002). Refractory angina pectoris: Mechanism and therapeutic options. Journal of the American College of Cardiology, 39(6), 923-934.

Urano, H., & Ikeda, H. (2001). Enhanced external counter pulsation improves exercise tolerance, reduces exercise-induced myocardial ischemia and improves left ventricular diastolic filling in patients with coronary artery disease. Journal of the American College of Cardiology, 37(4), 93-99.

Cohen, J., Grossman, W., & Michaels, A. D. (2007). Portable enhanced external counterpulsation for acute coronary syndrome and cardiogenic shock: A pilot study. Clinical Cardiology, 30(5), 223-228.

Lawson, W. E., Silver, M. A., Hui, J. C., Kennard, E. D., & Kelsey, S. F. (2005). Angina patients with diastolic versus systolic heart failure demonstrate comparable immediate and one-year benefit from enhanced external counterpulsation. Journal of Cardiac Failure, 11(1), 61-66.

Kantrowitz, A., & Kantrowitz, A. (1953). Experimental augmentation of coronary flow by retardation of coronary artery pressure pulse. Surgery, 34(5), 678-687.

Birtwell, W. C., Ruiz, U., Soroff, H. S., DesMarais, D., & Deterling, R. A. Jr. (1968). Technical consideration in the design of a clinical system for external left ventricular assist. Transactions of the American Society for Artificial Internal Organs, 14, 304-310.

Zheng, Z. S., Li, T. M., Kambic, H., et al. (1983). Sequential external counterpulsation (SECP) in China. Transactions of the American Society for Artificial Internal Organs, 29, 599-603.

Lawson, W. E., Hui, J. C., Zheng, Z. S., et al. (1996). Improved exercise tolerance following enhanced external counterpulsation: Cardiac or peripheral effect? Cardiology, 87(4), 271-275.

Lawson, W. E., Hui, J. C., Soroff, H. S., et al. (1992). Efficacy of enhanced external counterpulsation in the treatment of angina pectoris. American Journal of Cardiology, 70(9), 859-862. https://doi.org/10.1016/0002-9149(92)90503-T

Lawson, W. E., Hui, J. C., Zheng, Z. S., et al. (1996). Can angiographic findings predict which coronary patients will benefit from enhanced external counterpulsation? American Journal of Cardiology, 77(14), 1107-1109.

Lawson, W. E., Hui, J. C., Zheng, Z. S., et al. (1996). Improved exercise tolerance following enhanced external counterpulsation: Cardiac or peripheral effect? Cardiology, 87(4), 271-275.

Lawson, W. E., Hui, J. C., Guo, T., Burger, L., & Cohn, P. F. (1998). Prior revascularization increases the effectiveness of enhanced external counterpulsation. Clinical Cardiology, 21(11), 841-844.

Arora, R. R., Chou, T. M., Jain, D., et al. (1999). The Multicenter

Study of Enhanced External Counterpulsation (MUST-EECP): Effect of EECP on exercise-induced myocardial ischemia and anginal episodes. Journal of the American College of Cardiology, 33(7), 1833-1840.

Masuda, D., Nohara, R., Inada, H., et al. (1999). Improvement of regional myocardial and coronary blood flow reserve in a patient treated with enhanced external counterpulsation: Evaluation by nitrogen-13 ammonia PET. Japanese Circulation Journal, 63(6), 407-411.

Tseng, H., Peterson, T. E., & Berk, B. C. (1995). Fluid shear stress stimulates mitogen-activated protein kinase in endothelial cells. Circulation Research, 77(5), 869-878.

Garlichs, C. D., Zhang, H., Werner, D., John, A., Trägner, P., & Daniel, W. G. (1998). Reduction of serum endothelin-1 levels by pneumatic external counterpulsation (abstr). Canadian Journal of Cardiology, 14(Suppl 1), 87F.

Akhtar, M., Wu, G. F., Du, Z. M., Zheng, Z. S., & Michaels, A. D. (2006). Effect of external counterpulsation on plasma nitric oxide and endothelin-1 levels. American Journal of Cardiology, 98(1), 28-30.

Sessa, W. C., Pritchard, K., Seyedi, N., Wang, J., & Hintze, T. H. (1994). Chronic exercise in dogs increases coronary vascular nitric oxide production and endothelial cell nitric oxide synthase gene expression. Circulation Research, 74(3), 349-353.

Tao, J., Tu, C., Yang, Z., Zhang, Y., & Chung, X. L. (2006). Enhanced external counterpulsation improves endothelium-dependent vasorelaxation in the carotid arteries of hypercholesterolemic pigs. International Journal of Cardiology, 112(2), 269-274.

Bonetti, P. O., Barsness, G. W., Keelan, P. C., et al. (2003). Enhanced external counterpulsation improves endothelial function in patients with symptomatic coronary artery disease. Journal of the American

College of Cardiology, 41(10), 1761-1768.

Zhang, Y., Chen, X. L., He, X. H., et al. (2006). Effects of enhanced external counterpulsation in atherosclerosis and NF-kappaB expression: A pig model with hypercholesterolemia. Chinese Journal of Pathology, 35(3), 159-164.

Levenson, J., Pernollet, M. G., Iliou, M. C., Devynck, M. A., & Simon, A. (2006). Cyclic GMP release by acute enhanced external counterpulsation. American Journal of Hypertension, 19(8), 867-872.

Arora, R., Chen, H. J., & Rabbani, L. (2005). Effects of enhanced counterpulsation on vascular cell release of coagulation factors. Heart & Lung, 34(4), 252-256.

Chen, X. L., He, X. H., Zhang, Y., et al. (2005). Effect of chronic enhanced external counterpulsation on arterial endothelial cells of porcine with hypercholesteremia. Journal of the Fourth Military Medical University, 25(12), 1491-1493.

Ochoa, A. B., Dejong, A., Grayson, D., Franklin, B., & McCullough, P. (2006). Effect of enhanced external counterpulsation on resting oxygen uptake in patients having previous coronary revascularization and in healthy volunteers. American Journal of Cardiology, 98(5), 613-615.

Lawson, W. E., Hui, J. C., & Cohn, P. F. (2000). Long-term prognosis of patients with angina treated with enhanced external counterpulsation: Five-year follow-up study. Clinical Cardiology, 23(4), 254-258.

Lawson, W. E., Hui, J. C., & Lang, G. (2000). Treatment benefit in the enhanced external counterpulsation consortium. Cardiology, 94(1), 31-35.

Masuda, D., Nohara, R., Hirai, T., et al. (2001). Enhanced external counterpulsation improved myocardial perfusion and coronary flow reserve in patients with chronic stable angina. European Heart Journal, 22(16), 1451-1458.

Stys, T., Lawson, W. E., Hui, J. C., Lang, G., Liuzzo, J., & Cohn, P. F. (2001). Acute hemodynamic effects and angina improvement with enhanced external counterpulsation. Angiology, 52(9), 653-658.

Barsness, G., Feldman, A. M., Holmes, D. R., Holubkov, R., Kelsey, S. F., & Kennard, E. D. (2001). The International EECP Patient Registry (IEPR): Design, methods, baseline characteristics, and acute results. Clinical Cardiology, 24(7), 435-442.

Stys, T. P., Lawson, W. E., Hui, J. C., et al. (2002). Effects of enhanced external counterpulsation on stress radionuclide coronary perfusion and exercise capacity in chronic stable angina pectoris. American Journal of Cardiology, 89(7), 822-824.

Fitzgerald, C. P., Lawson, W. E., Hui, J. C., Kennard, E. D., & IEPR Investigators. (2003). Enhanced external counterpulsation as initial revascularization treatment for angina refractory to medical therapy. Cardiology, 100(2), 129-135.

Tartaglia, J., Stenerson, J. Jr., Charney, R., Ramasamy, S., Fleishman, B. L., & Gerardi, P. (2003). Exercise capability and myocardial perfusion in chronic angina patients treated with enhanced external counterpulsation. Clinical Cardiology, 26(6), 287-290.

Lawson, W. E., Hui, J. C., Kennard, E. D., Kelsey, S. F., Michaels, A. D., & Soran, O. (2006). Two-year outcomes in patients with mild refractory angina treated with enhanced external counterpulsation. Clinical Cardiology, 29(2), 69-73.

Lawson, W. E., Silver, M. A., Hui, J. C., Kennard, E. D., & Kelsey, S. F. (2005). Angina patients with diastolic versus systolic heart failure demonstrate comparable immediate and one-year benefit from enhanced external counterpulsation. Journal of Cardiac Failure, 11(1),

61-66.

Novo, G., Bagger, J. P., Carta, R., Koutroulis, G., Hall, R., & Nihoyan 산화질소poulos, P. (2006). Enhanced external counterpulsation for treatment of refractory angina pectoris. Journal of Cardiovascular Medicine, 7(5), 335-339.

Lawson, W. E., Hui, J. C., Kennard, E. D., Kelsey, S. F., Michaels, A. D., Soran, O., & IEPR Investigators. (2006). Two-year outcomes in patients with mild refractory angina treated with enhanced external counterpulsation. Clinical Cardiology, 29(2), 69-73.

Loh, P. H., Louis, A. A., Windram, J., et al. (2006). The immediate and long-term outcome of enhanced external counterpulsation in treatment of chronic stable refractory angina. Journal of Internal Medicine, 259(3), 276-284.

Lawson, W. E., Kennard, E. D., Hui, J. C., Holubkov, R., Kelsey, S. F., & IEPR Investigators. (2003). Analysis of baseline factors associated with reduction in chest pain in patients with angina pectoris treated by enhanced external counterpulsation. American Journal of Cardiology, 92(4), 439-443.

Arora, R. R., Chou, T. M., Jain, D., et al. (2002). Effects of enhanced external counterpulsation on health-related quality of life continue 12 months after treatment: A substudy of the Multicenter Study of Enhanced External Counterpulsation. Journal of Investigative Medicine, 50(1), 25-32.

Soran, O. Z., Kennard, E. D., Kelsey, S. F., Holubkov, R., Strobeck, J., & Feldman, A. M. (2002). Enhanced external counterpulsation as treatment for chronic angina in patients with left ventricular dysfunction: A report from the International EECP Patient Registry (IEPR). Congestive Heart Failure, 8(6), 297-302.

Soran, O., Kennard, E. D., Kfoury, A. G., Kelsey, S. F., & IEPR

Investigators. (2006). Two-year clinical outcomes after enhanced external counterpulsation (EECP) therapy in patients with refractory angina pectoris and left ventricular dysfunction (Report from the International EECP Patient Registry). American Journal of Cardiology, 97(1), 17-20.

Lawson, W. E., Kennard, E. D., Holubkov, R., et al., & IEPR Investigators. (2001). Benefit and safety of enhanced external counterpulsation in treating coronary artery disease patients with a history of congestive heart failure. Cardiology, 96(2), 78-84.

Soran, O. Z. (1999). Efficacy and safety of enhanced external counterpulsation in mild to moderate heart failure: A preliminary report (Abstr). Journal of Cardiac Failure, 3(Suppl 1), 195.

Soran, O. Z. (2002). Enhanced external counterpulsation in patients with heart failure: A multicenter feasibility study. Congestive Heart Failure, 8(4), 204-208.

Feldman, A. M., Silver, M. A., Francis, G. S., et al., for the PEECH Investigators. (2006). Enhanced external counterpulsation improves exercise tolerance in patients with chronic heart failure. Journal of the American College of Cardiology, 48(6), 1198-1205.

Werner, D., Tragner, P., Wawer, A., Porst, H., Daniel, W. G., & Gross, P. (2005). Enhanced external counterpulsation: A new technique to augment renal function in liver cirrhosis. Nephrology Dialysis Transplantation, 20(5), 920-926.

Rajaram, S. S., Shanahan, J., Ash, C., Walters, A. S., & Weisfogel, G. (2006). Enhanced external counter pulsation (EECP) for restless legs syndrome (RLS): Preliminary negative results in a parallel double-blind study. Sleep Medicine, 7(4), 390-391.

Hilz, M. J., Werner, D., Marthol, H., Flachskampf, F. A., & Daniel, W. G. (2004). Enhanced external counterpulsation improves skin oxygenation and perfusion. European Journal of Clinical Investigation, 34(5), 385-391.

Myhre, L. G., Muir, I., Schutz, R. W., Rantala, B., & Thigpen, T. (2004, April). Enhanced external counterpulsation for improving athletic performance. Paper presented at: Experimental Biology 2004; April 17-21, 2004; Washington, DC.

Froschermaier, S. E., Werner, D., Leike, S., Schneider, M., Waltenberger, J., Daniel, W. G., & Wirth, M. P. (1998). Enhanced external counterpulsation as a new treatment modality for patients with erectile dysfunction. Urologia Internationalis, 61(3), 168-171.

Offergeld, C., Werner, D., Schneider, M., Daniel, W. G., & Hüttenbrink, K. B. (2000). Pneumatic external counterpulsation (PECP): A new treatment option in therapy refractory inner ear disorders? Laryngo-Rhi 산화질소-Otologie, 79(8), 503-509.

Bonetti, P. O., Gadasalli, S. N., Lerman, A., & Barsness, G. W. (2004). Successful treatment of symptomatic coronary endothelial dysfunction with enhanced external counterpulsation. Mayo Clinic Proceedings, 79(5), 690-692.

Gibbons, R. J., Abrams, J., Chatterjee, K., et al. (2003). ACC/AHA 2002 guideline update for the management of patients with chronic stable angina—Summary article: A report of the American College of Cardiology/American Heart Association Task Force on Practice Guidelines (Committee on the Management of Patients with Chronic Stable Angina). Circulation, 107(1), 149-158.

Fox, K., Garcia, M. A. A., Ardissino, D., et al. (2006). Guidelines on management of stable angina pectoris: Executive summary: The Task Force on the Management of Stable Angina Pectoris of the European Society of Cardiology. European Heart Journal, 27(11), 1341-1381.

Froschermaier, S. E., Werner, D., Leike, S., Schneider, M.,

Waltenberger, J., Daniel, W. G., & Wirth, M. P. (1998). Enhanced external counterpulsation as a new treatment modality for patients with erectile dysfunction. Urologia Internationalis, 61(3), 168-171.

El-Sakka, A. I., Morsy, A. M., & Fagih, B. I. (2007). Enhanced external counterpulsation in patients with coronary artery disease-associated erectile dysfunction. Part I: Effects of risk factors. Journal of Sexual Medicine, 4(3), 771-779.

El-Sakka, A. I., Morsy, A. M., & Fagih, B. I. (2007). Enhanced external counterpulsation in patients with coronary artery disease-associated erectile dysfunction. Part II: Impact of disease duration and treatment courses. Journal of Sexual Medicine, 4(5), 1448-1453.

**동맥경화,
되돌릴 수
있어요.**

2025. 3. 5. 초판 1쇄 인쇄
2025. 3. 14. 초판 1쇄 발행

지은이 I 김성국, 이경실, 김수연, 최승녕
펴낸이 I 이경실
펴낸곳 I 케이에스헬스링크연구소
주소 I 서울특별시 강남구 영동대로 602, 6층 티91
전화 I 070-4580-9365
팩스 I 02-6455-9365
출판등록 I 제2024-180호
이메일 I kshealthlink@gmail.com
디자인 I 디에스피

ISBN I 979-11-991211-0-2 (03510)
정가 I 16,800원